言

中华文明源远流长、博大精深，中华医学如同一条奔腾不息的河流，承载着先民对生命的敬畏与探索。而扁鹊，正是这条河流源头处最璀璨的星辰。两千三百年前，这位身着葛布、手持砭石的医者，用脚步丈量华夏大地，以仁心书写医道传奇。他的名字早已超越个体的局限，成为中华医学的精神图腾。

扁鹊脉学的精微之处，在于将脉象与时空哲学相融合。他的《扁鹊阴阳脉法》将四季变化融入脉诊，首创浮、沉、迟、数等二十四脉象，其中的一些描述与现代医学记载的失常症状惊人地吻合。1987 年，德国汉学家满晰博将扁鹊脉学引入西方，扁鹊脉学的精确性震动了欧洲医学界，慕尼黑大学为此设立了东方脉学研究中心。

当代研究不断验证着扁鹊医学的科学性。上海中医药大学通过红外热成像技术，证实了五色诊中面色分区与内脏疾病的对应关系；美国国立卫生研究院（NIH）发现，扁鹊三豆饮具有调节肠道菌群的独特作用；德国马普研究所从黄连阿胶汤中分离出促进神经再生的活性成分……这些研究成果提示我们，古老医籍中沉睡的智慧，正在等待现代科学的重新诠释。

目录
Contents

第一章

一百二十穴玉龙歌

医道养心

扁鹊妙方

针行千年道　歌赋济世方

针灸

李淳◎编

国文出版社
·北京·

图书在版编目（CIP）数据

扁鹊妙方 / 李淳编． -- 北京 ： 国文出版社， 2025.
ISBN 978-7-5125-1979-4

Ⅰ． R289.326

中国国家版本馆 CIP 数据核字第 2025NV3606 号

扁鹊妙方

编　　者　李　淳
责任编辑　侯娟雅
责任校对　李立强
出版发行　国文出版社
经　　销　全国新华书店
印　　刷　三河市兴达印务有限公司
开　　本　787毫米×1092毫米　　32开
　　　　　2.5印张　　49千字
版　　次　2025年6月第1版
　　　　　2025年6月第1次印刷
书　　号　ISBN 978-7-5125-1979-4
定　　价　29.80元

国文出版社
北京市朝阳区东土城路乙 9 号　　邮编：100013
总编室：（010）64270995　　传真：（010）64270995
销售热线：（010）64271187
传真：（010）64271187-800
E-mail：icpc@95777.sina.net

第二章

天星十一穴歌诀

第三章

人神尻神歌诀

第四章

六十六穴治证

第五章

流注序

第六章

磐石金直刺秘传

第七章 针灸歌

第八章

灸法杂抄切要

第九章

飞腾八法起例

第一章

一百二十穴玉龙歌

扁鹊授我玉龙歌，玉龙一试痊沉疴。
玉龙之歌世罕得，研精心手无差讹。
吾今歌此玉龙诀，玉龙一百二十穴。
行针殊绝妙无比，但恐时人自差别。
补泻分明指下施，金针一刺显良医。
伛者立伸患者起，从此名驰湖海知。
曲池补，人中泻；风池补，绝骨泻。

【解释】扁鹊（托名）传授给我的《玉龙歌》，用于临床，即使是病程久长、缠绵难愈之症也能痊愈。《玉龙歌》世间罕见，流传了上千年没有出现什么差错、讹误，证明它是经得起实践检验的。现在我讲一下《玉龙歌》的具体内容，本歌诀一共涉及120个穴位，使用起来非常绝妙，只是恐怕现在的医生水平参差不齐，未必能使用得当。针刺时补泻分明，才显出医生的高明。按本歌诀施治，腰脊弯曲

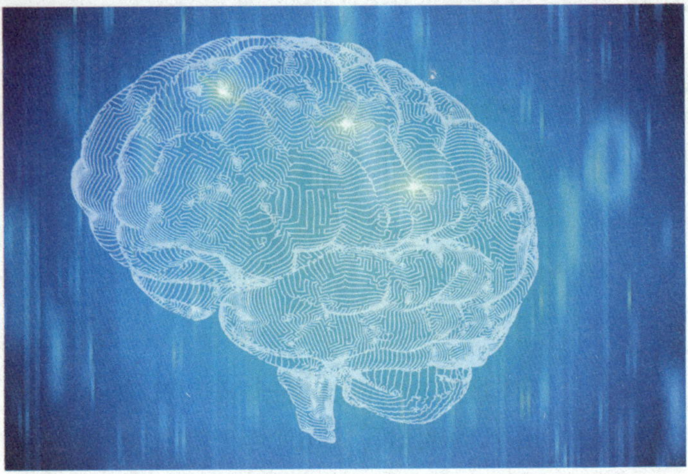

（似指急性腰扭伤一类病症）的患者都能治愈，一定可以名扬天下了。在曲池穴进行针灸时，采用补法；在人中穴进行针灸时，采用泻法；在风池穴进行针灸时，采用补法；在绝骨穴进行针灸时，采用泻法。

中风

中风不语最难医，
顶门发际亦堪施。
百会穴中明补泻，
实时苏醒免灾危。

【解释】中风失语是最难治的病，治疗时可取囟会穴、神庭穴。对百会穴施针时应先补后泻，多补少泻，如此，病人可及时苏醒，转危为安。

【顶门】囟会穴，上星后

一寸。禁不可刺，灸七壮，针泻之。

【百会】顶中央旋毛中，取眉间印堂至发际正中五寸。针一分许。中风，先补后泻，多补少泻。灸七壮，无补。

头风

头风呕吐眼昏花，
穴在神庭刺不差。
子女惊风皆可治，
印堂刺入艾来加。

【解释】头风病不仅头痛时作时止，严重时还会出现呕吐、两眼昏花的情况，可取神庭穴沿皮下透刺五分。小儿慢惊风，表现为抽搐缓慢无力，时发时止，取印堂穴沿皮下斜刺，透左右攒竹穴，并施以艾

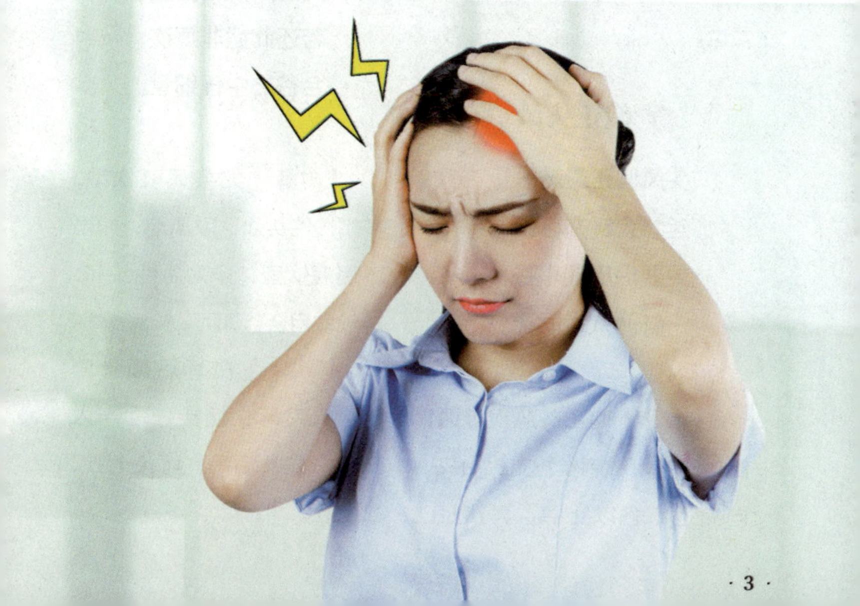

灸，疗效较好。

【神庭】在鼻直上入发际五分。平刺五至八分，先补后泻，泻多补少。

【印堂】在两眉间宛宛中。针一分，沿皮先透左攒竹，补泻后转归原穴；退右攒竹，依上补泻，可灸七壮。小儿惊风，灸七壮，大哭者为效，不哭者难治。随症急慢补泻，急者慢补，慢者急补，通神之穴也。

偏正头风

头风偏正最难医，
丝竹金针亦可施。
更要沿皮透率谷，
一针两穴世间稀。

【解释】偏正头风很难医治，治疗可针刺丝竹空，沿皮向后透率谷以止痛，再辨证分型。

【率谷】在耳尖上一寸。针三分，灸七壮。开口刺，痛则泻，眩晕则补。

【丝竹】在眉后入发际陷中，沿皮向后透。

头风痰饮

宣泻风池穴

偏正头风有两般，
风池穴内泻因痰。
若还此病非痰饮，
合谷之中仔细看。

【解释】如果属痰饮型，多属慢性头痛，取风池；如果不属痰饮型，多为急性头痛，一般取用合谷即可。

【风池】在耳后颞骨筋下，入发际，横针一寸半入风府。先补后泻，可灸七壮、二七壮。

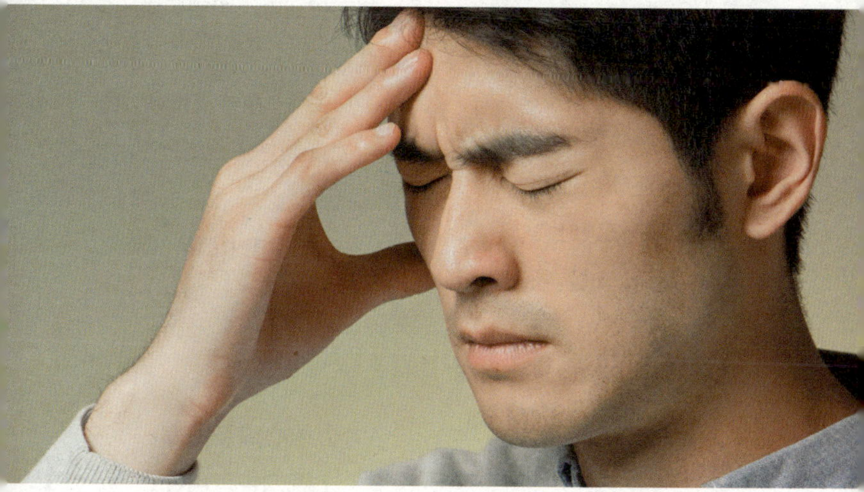

【合谷】一名虎口。在手大指次指歧骨缝中，脉应手。直刺入五至八分，看虚实补泻。

头项强痛

项强兼头四顾难，
牙疼并作不能宽。
先向承浆明补泻，
后针风府实时安。

【解释】头项强直疼痛，活动受限，有时还并发牙痛。先泻承浆，再针风府，这是前后对应取穴法。

【承浆】在唇下宛宛中。直针三分，可灸七壮，泻之。

【风府】在项后，入发际一寸，两筋间。言语则起，不言语则陷下处是穴。针三分，不可深，深则令人哑噤。

牙疼

附：呕吐

牙疼阵阵痛相煎，
针灸还须觅二间。
翻呕不禁兼吐食，
中魁奇穴试看看。

【解释】阵发性牙疼很痛苦，可取二间穴以清热止痛。如果病人反胃呕吐，应取奇穴中魁和胃止呕。中魁一穴始见于此。

【二间】在手大指次指骨缝中。直刺三分。灸七壮，看虚实补泻。

【中魁】在中指第二节尖。灸二七壮，泻之。禁针。

心痛

九般心痛及脾痛，
上脘穴中宜用针。

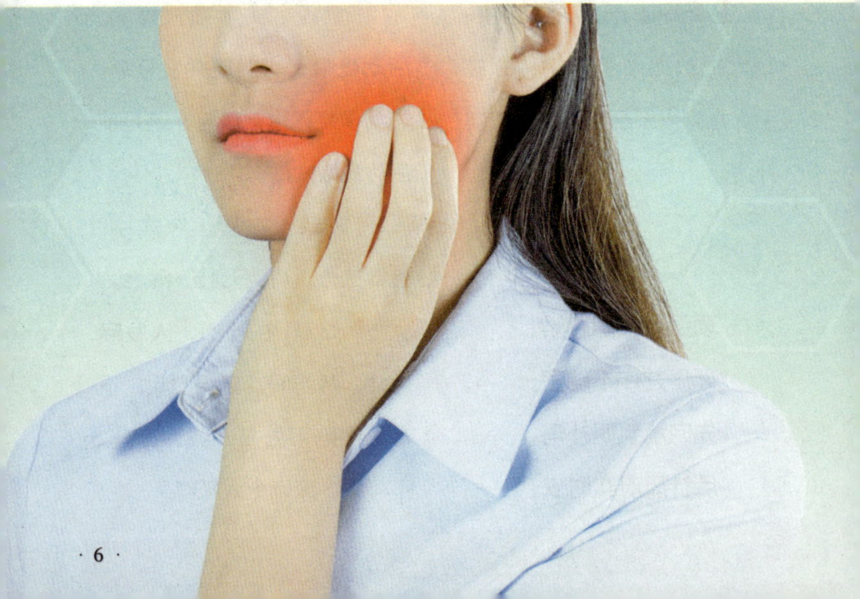

脾败还将中脘泻，
两针成败免灾侵。

【解释】胸脘部的九种疼痛证候及中焦脘腹部的疼痛，取用上脘穴针治。如果还兼有脾气虚衰、健运失调之症，则应配中脘穴，施以补法。这两个穴位治病具有神效。

【上脘】在脐上五寸。直刺一寸至一寸半，看虚实补泻。

【中脘】在脐上四寸。法用草从鸠尾下至脐，折中是穴。直刺一寸至一寸五分，灸五十壮止，补多泻少。

三焦

三焦邪气壅上焦，
舌干口苦不和调。
针刺关冲出毒血，
口生津液气俱消。

【解释】热壅上焦，口苦咽干，应取关冲穴点刺放血，能使患者口生津液，减轻症状。“关冲应支沟”，可作此配穴。

【关冲】在手小指次指内侧端，去爪甲角如韭叶大。针一分，沿皮向后三分，泻。禁灸。（小指次指者，无名指也。）

上焦热

附：心虚胆寒

少冲穴在手少阴，
其穴功多必可针。
心虚胆寒还补泻，
上焦热涌手中寻。

【少冲】在手小指内侧端，

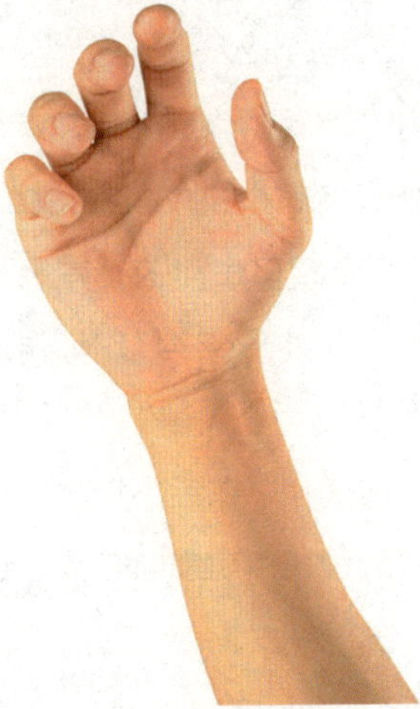

去爪甲如韭叶大。直刺一分，或点刺出血，看虚实补泻。禁灸。刺激少冲穴，可以生发心气、泻心火，多用来调理心痛、心悸等心脏问题，以及因心火内炽所导致的失眠、心烦等问题。此外，昏迷、昏厥的紧急情况下，也可以采用少冲穴点刺出血的方式来促进人的苏醒。

【通里】在腕后起骨上一寸。直针三至五分，宜泻不宜补，愈补愈发。禁灸。

赤目

眼睛红肿痛难熬，
怕日羞明心自焦。
但刺睛明鱼尾穴，
太阳出血病全消。

【解释】两眼红肿，疼痛难忍，怕见强光的病，只要针睛明、鱼尾穴，并辅以太阳穴放血，症状自然消失。

【睛明】在目内眦角上方眶内侧壁凹陷中。紧靠眶缘直刺五分至一寸，泻。禁灸。

【鱼尾】即瞳子髎，在目上眉外尖。针三至五分，沿皮向内透鱼腰，泻。禁灸。

【太阳】在额紫脉上，可出血。

耳聋

附：红肿生疮

耳聋气闭不闻音，
痛痒蝉吟总莫禁。
红肿生疮须用泻，
只从听会用金针。

【解释】有的人出现耳鸣耳聋的情况，这有可能是气血聚不到耳部所引起的，每天点按听会穴，气血就会重新汇聚到耳朵，气血充足了，原来听不清的声音就能够听清了。

【听会】在耳珠前陷中。口开可下针，横下针刺半寸，灸二七壮。应合谷、足三里。

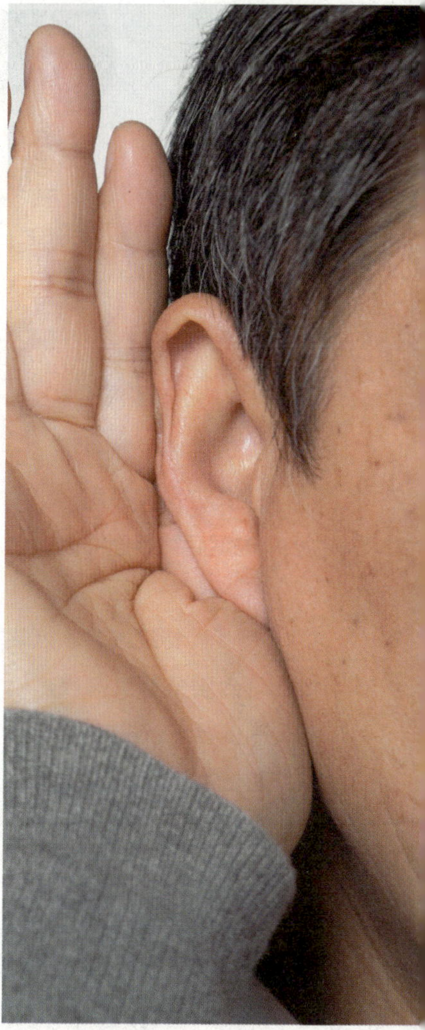

咳嗽腰痛

附：黄疸

忽然咳嗽腰脊痛，
身柱由来穴更真。

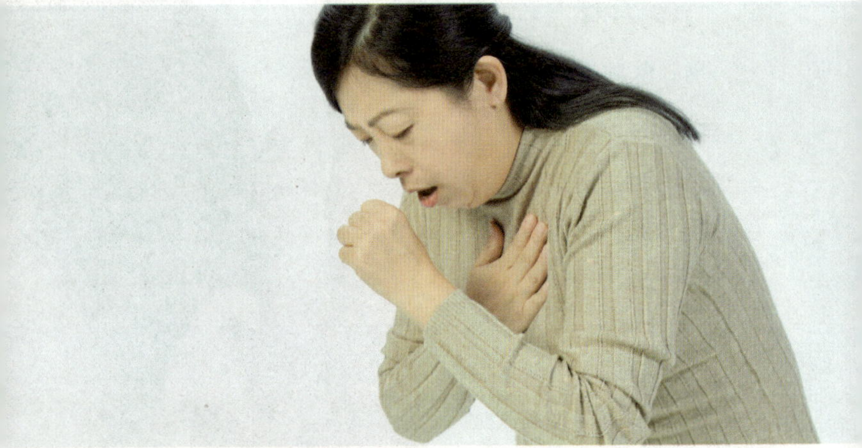

至阳亦医黄疸病，
先泻后补妙通神。

【解释】持续或者剧烈咳嗽会导致腰背部肌肉剧烈收缩，严重者会导致肌腱损伤，从而导致腰背部疼痛。这时候按压身柱穴会使症状得到缓解。临床上辨证论治黄疸，选用至阳穴，用补泻手法进行治疗，效果更佳。

【身柱】在背第三椎骨节。针三分，灸七壮，泻之。有补益肺气、止咳平喘、温化痰湿、健脑益智、防病强身的作用，咳嗽引起的腰背疼，可艾灸身柱穴。

【至阳】在背第七椎骨节尖。针三分，灸七壮，看虚实补泻。至阳能理气宽胸、降逆、健脾调中，化湿退黄。

伤风

伤风不解咳频频，

久不医之劳病终。
咳嗽须针肺俞穴，
痰多必用刺丰隆。

【解释】患了伤风一直未愈，咳嗽频频，再拖延不治就会发展成为肺痨，所以应该马上针灸，以咳为主的取肺俞穴，痰多再配丰隆穴。

【肺俞】在第三椎下，两旁各一寸五分宛宛中。灸三壮。

【丰隆】在足腕解溪上八寸。直针一分至二分半，看虚实补泻，灸二七壮。

咳嗽鼻流清涕

腠理不密咳嗽频，
鼻流清涕气昏沉。
喷嚏须针风门穴，
咳嗽还当艾火深。

【解释】腠理不密，易感受风寒外邪，咳嗽，鼻流清涕，头脑昏沉，打喷嚏，应取风门穴治疗，风寒咳嗽可用艾灸。

【风门】在第二椎下，两旁各一寸半陷中。

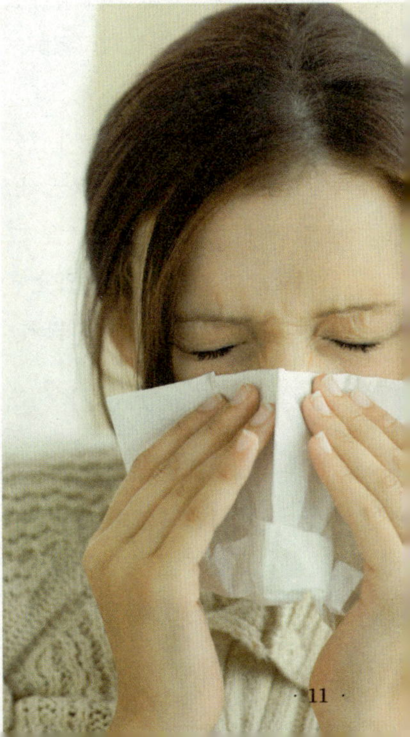

气喘

气喘吁吁不得眠，
何当日夜苦相煎。
若取璇玑真个妙，
更针气海保安然。

【璇玑】在天突穴下一寸。直针入三分，泻之，灸七壮。此穴位主治气喘、咳嗽等呼吸系统疾病。针灸此穴可缓解气喘症状。

【气海】在脐下一寸五分宛宛中。刺入三分，灸七壮，看病补泻。此穴是补气要穴，针灸此穴可增强体质，改善呼吸功能，帮助患者恢复健康。

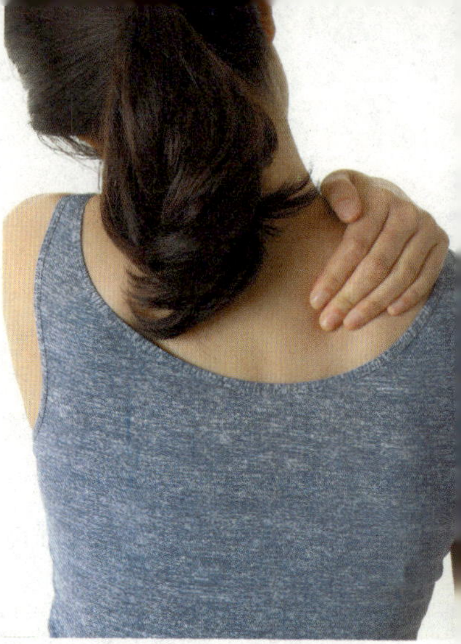

【五枢】在臂部肩端骨下直缝尖。针入一寸至一寸半，灸二七壮，看虚实补泻。此穴是治疗腰痛的重要穴位，属于足少阳胆经。针灸此穴可疏通腰部气血，缓解腰痛。

肩背痛

肩臂风连背亦痛，
用针胛缝妙通灵。
五枢本治腰疼病，
入穴分明疾顿轻。

虚弱夜起

老人虚弱小便多，
夜起频频更若何。
针助命门真妙穴，
艾加肾俞疾能和。

【命门】在背骨十四椎下，与脐平。灸二七壮。禁针，针则愈甚。宜补不宜泻。按摩此穴可补肾强腰，缓解尿频。

【肾俞】在命门两旁各一寸半。灸法依前，针法依前。艾灸肾俞可温补肾阳，帮助调节排尿功能。

盗汗

满身发热病为虚，
盗汗淋漓却损躯。
穴在百劳椎骨上，
金针下着疾根除。

【百劳】指颈百劳穴，位于项部，第七颈椎棘突下凹陷（大椎穴）上二寸，后正中线旁开一寸处，左右计两穴。针三分，灸二七壮，泻之。应肺俞穴。此穴有滋养肺阴、舒筋通络、活血止痛的作用。

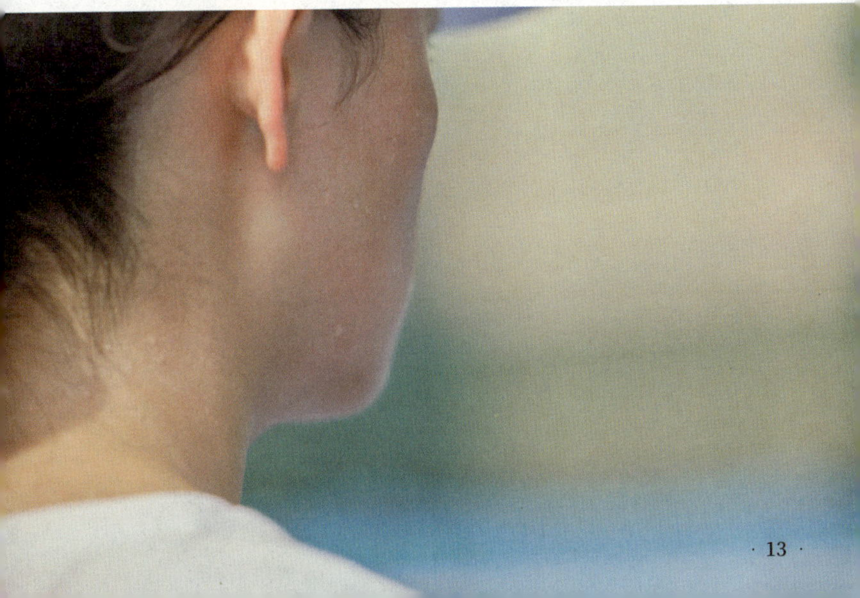

肾虚腰痛

肾虚腰痛最难当，
起坐艰难步失常。
肾俞穴中针一下，
多加艾火灸无妨。

【解释】肾虚腰痛难以忍受，活动多有不便，可常灸双侧肾俞穴治疗。

【肾俞】在命门两旁各一寸半。灸法根据前，针法根据前。艾灸肾俞可温补肾阳，帮助调节排尿功能。

腰脊强痛

脊膂强痛泻人中，
挫闪腰疼亦可针。
委中亦是腰疼穴，

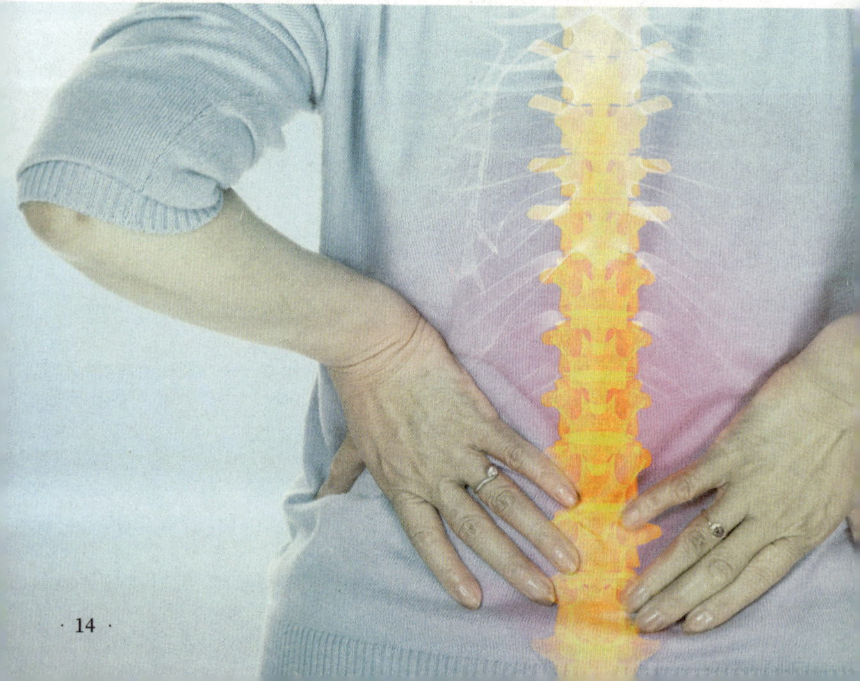

任君取用两相通。

【解释】腰脊强直疼痛泻人中穴，这个穴还可用治急性腰扭伤。另外还可配用委中穴以及腰部局部的穴位。这组穴位主治腰痛实证。

【人中】即水沟穴。在鼻下三分，衔水突起处是穴。针三分，向上些，少泻无补法，灸七壮。人中为醒脑开窍的重要穴位，其最突出而明确的功效就是救治危急，在特殊情况下对人体起保护作用。危急之时刺激人中穴可醒神开窍、调和阴阳、镇静安神、解痉通脉；中暑、中风、昏迷、惊风、晕厥、休克、一氧化碳中毒，以及全身麻醉过程中出现的呼吸停止，均可选用人中穴作为急救首选要穴而应用于临床。

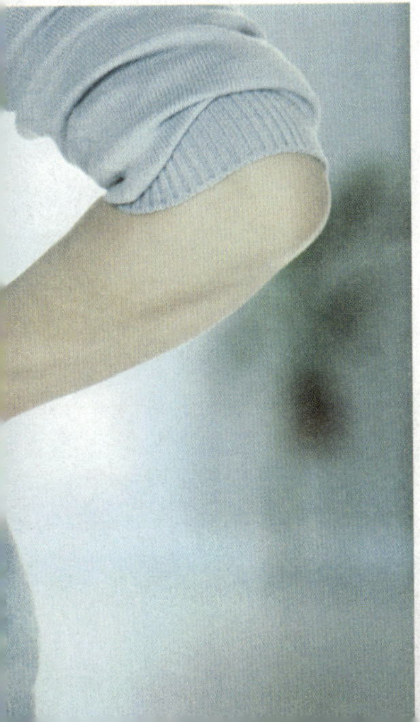

【委中】在膝后腘纹动脉中。针一寸，见血即愈。

手腕疼

腕中无力或麻痹，
举指酸疼握物难。
若针腕骨真奇妙，
此穴尤宜仔细看。

【解释】手腕无力疼痛，握物困难，针刺腕骨穴，并据病情施以补或泻，能散瘀止痛。

【腕骨】在手腕起骨前陷中，翻手得穴。针入三分，灸二七壮，泻之；手麻木则补，可灸三七壮。

腹痛

腹中疼痛最难当，
宜刺大陵并外关。
若是腹痛兼闭结，
支沟奇穴保平安。

【解释】腹痛难忍，可取大陵、外关穴，调气止痛。如果两肋疼痛并伴有大便秘结，支沟穴效果非凡。

【外关】在腕后骨上二寸。直针透内关，先补后泻，灸七壮。

【大陵】见前。

【支沟】在腕后三寸，对

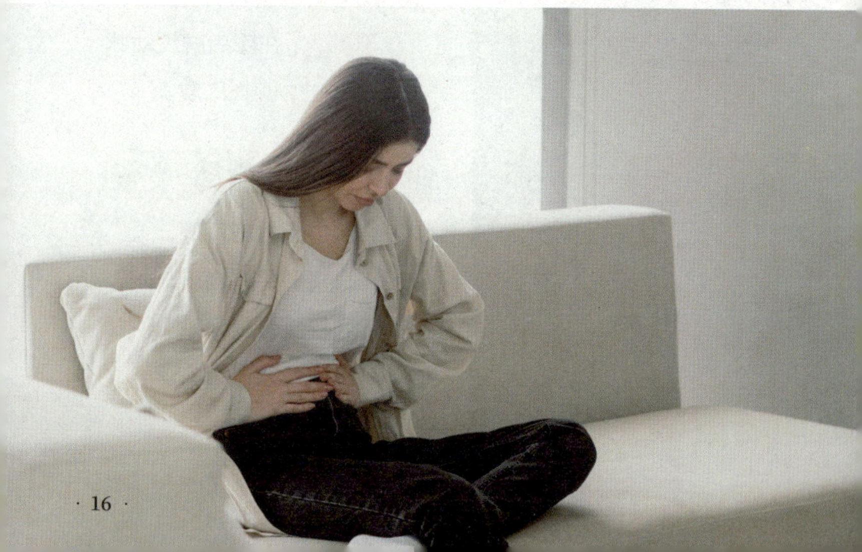

间使。针三分，透间使，灸七壮。

【间使】在掌后横纹直上三寸，两筋间。直透支沟，灸二七壮，热多则泻，寒多则补，针入半寸。

脾疾反胃

脾家之疾有多般，
反胃多因吐食餐。
黄疸亦须腕骨灸，
金针中脘必痊安。

【腕骨】在手腕侧起骨前陷中。针二分，看虚实补泻，灸三七壮。

【中脘】在脐上四寸。针一寸至一寸五分，灸五至七壮，补多泻少。

膝腿无力

膝疼无力腿如瘫，
穴法由来风市间。
更兼阴市奇穴妙，
纵步能行任往还。

【风市】在膝外廉上七寸，垂手中指尽处是穴。针入半寸，多补少泻，灸七壮。此穴有祛风湿、调气血、通经络的作用。

【阴市】在膝上正七寸，垂手中指点穴。针入半寸，先补后泻，灸二七壮。此穴能温下焦，散寒除湿；通经络，强腰膝，利关节。总的来说，此穴有温经散寒、理气止痛的作用。

腿痛

髋骨能医两腿痛，
膝头红肿一般同。
膝关膝眼皆须刺，
针灸堪称劫病功。

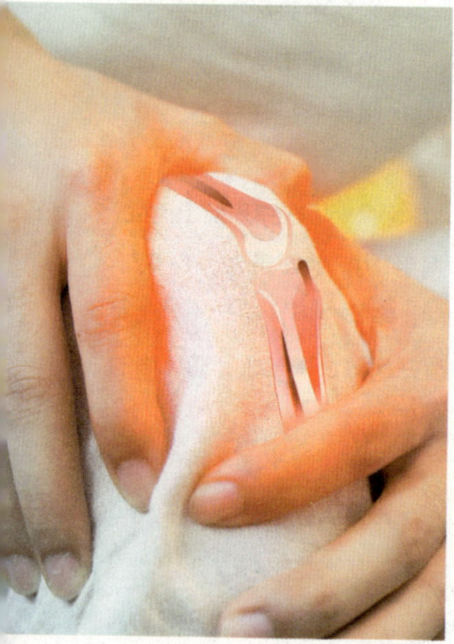

【解释】当腿部疼痛或膝头红肿症状时，髋骨穴能发挥治疗作用，同时对膝关穴和膝眼穴进行针刺，能起到显著的治疗功效。

【髋骨】在膝盖上一寸，梁丘穴两旁各一寸五分处。直针半寸，灸二七壮，随病补泻。

【膝关】在胫骨内侧髁下方，阴陵泉后一寸。直刺一寸至一寸五分，灸二七壮，随病补泻。

【膝眼】膝关节伸侧面，髌韧带两侧之凹陷中。针三分，禁灸。

脚气

寒湿脚气痛难熬，
先针三里及阴交。
更兼一穴为奇妙，
绝骨才针肿便消。

【解释】按照此口诀操作，能有强筋健骨利湿的作用。伤于湿者，下受之，故湿邪逗留于经络，取足三里、三阴交以泻阳明、太阴之湿，更取筋会之阳陵和髓会之绝骨，以强筋而健骨。

【三阴交】在内踝上三寸，

取中骨陷中。又云，在内踝上八寸。脚气，三寸，泻；妇人鬼胎，八寸，针三分。

【绝骨】在足外踝上三寸。横针二分半，灸二七壮。

脚肿

脚跟红肿草鞋风，
宜向昆仑穴上攻。
再取太溪共申脉，
此针三穴病相同。

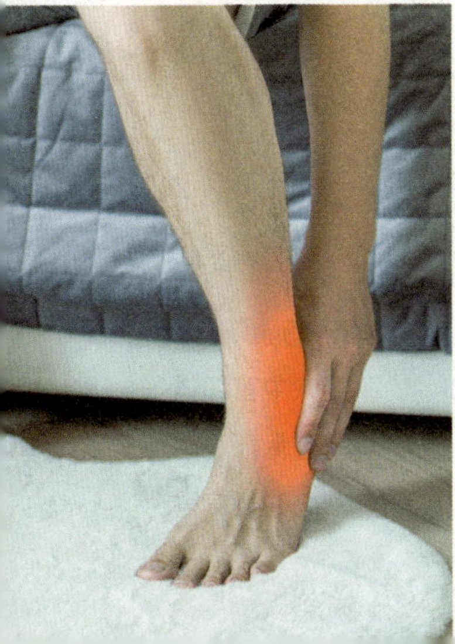

【解释】草鞋风有腿脚红肿的症状，取双侧昆仑穴，并配以申脉、太溪，使慢性腰背痛和尿癃闭得以解除。

【昆仑】在足外踝后陷中。横针透吕细穴，灸二七壮，泻多补少。

【太溪】在内踝后跟骨上动脉陷中。

【申脉】在足外踝骨节下，赤白肉隙横纹。刺半寸，泻多补少。禁灸。

脚背痛

丘墟亦治脚跗疼，
更刺行间疾便轻。
再取解溪商丘穴，
中间补泻要分明。

【解释】脚背肿痛可取丘墟穴斜刺，出血更好，疼痛当时就能减轻；再取解溪与商丘

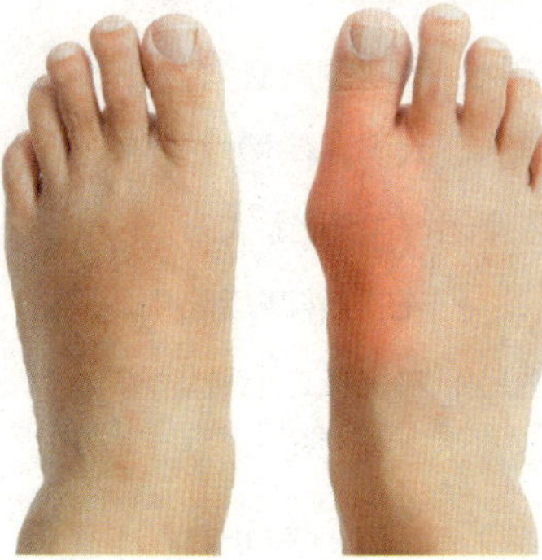

穴，能散瘀止痛，疗效较好。

【丘墟】在足外踝前三分。麻木补之。如脚背红肿，出血甚妙。

【行间】在足大趾次趾虎口两歧骨间。针半寸，灸二七壮，疼痛泻之，痒麻补之。

【解溪】在足腕上大筋外宛宛中。针半寸，灸七壮，如头重、头风，先补后泻。此即草鞋带穴也。

【商丘】在足内踝下，微前三寸。斜针三分，后透昆仑。

大便闭塞

大便闭塞不能通，
照海分明在足中。
更把支沟来泻动，
方知医士有神功。

【照海】足内踝下白肉际。针四分，泻之。

【支沟】在腕后三寸，对间使。针三分，透间使，灸七壮。

【间使】在掌后横纹直上三寸，两筋间。直透支沟，灸二七壮，热多则泻，寒多则补，针入半寸。

身痛

浑身疼痛疾非常，
不定穴中宜细详。
有筋有骨须浅刺，
灼艾临时要度量。

【不定穴】又名天应穴。但疼痛便针，针则取卧位，针刺后出血无妨，可少灸。阿是穴可以在全身任何地方出现，是一种临时腧穴现象。以病痛局部或病痛的反应点（有酸、麻、胀、痛、重或斑点、色变、硬变、肿胀等反应）作为穴位的一类腧穴。当疾病发生的时候，人体的某一部分就会发生相应的气血阻滞，造成气血局部性、临时性的聚集，从而出现阿是现象。当这种疾病解除时，气血的临时聚集也随之解除，阿是穴现象即消失。可见阿是穴不是固定的、专一的穴位。阿是穴与“以痛为输”的含义不尽相同。

疝气

由来七疝病多端，
偏坠相兼不等闲。
不问竖痃并木肾，
大敦一泻即时安。

【大敦】在足大趾端，去爪甲如韭叶大，及三毛之中。针三分，沿皮向后三分，有泻有补。此穴亦足治寒湿脚气。

伤寒

伤寒无汗泻复溜，
汗出多时合谷收。
六脉若兼沉细证，
下针才补病痊瘳。

【复溜】在足内踝上二寸。针一分，沿皮向骨下一寸半，灸二七壮，神效。

【合谷】在手虎口陷中。寒补，热泻。

提示：临床上针刺合谷、复溜二穴治疗汗出异常，往往收到较好的效果。

牙痛

风牙虫蛀夜无眠，
吕细寻之痛可蠲。
先用泻针然后补，
方知法是至人传。

【吕细】在足内踝骨肉下陷中。针三分，大泻尽，方补，痛定出针，灸二七壮。此穴对调理脚气、月经不调、疝气、心痛、眼痛、牙痛等均有一定的效果。

心腹满痛

附：半身麻木、手足不仁

中都原穴是肝阴，
专治身麻痹在心。
手足不仁心腹满，
小肠疼痛便须针。

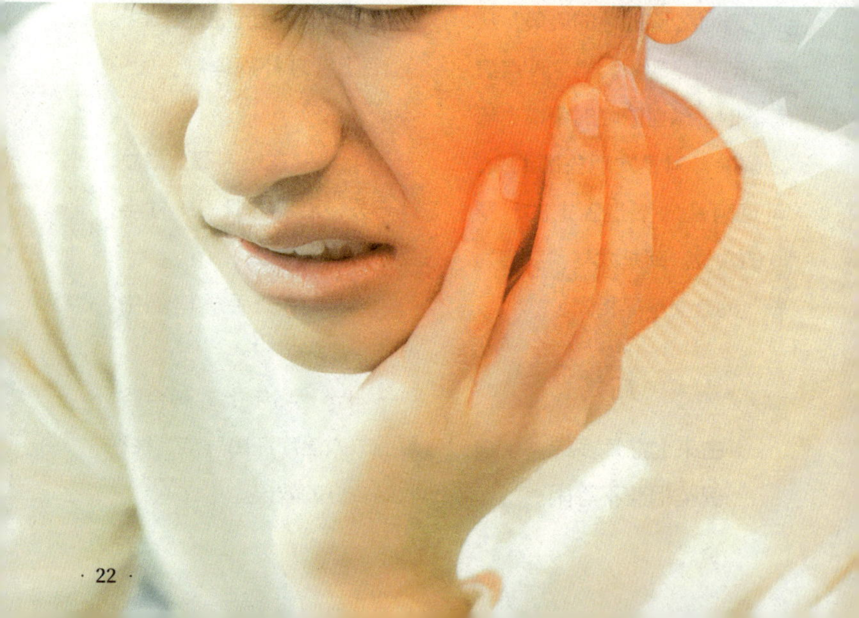

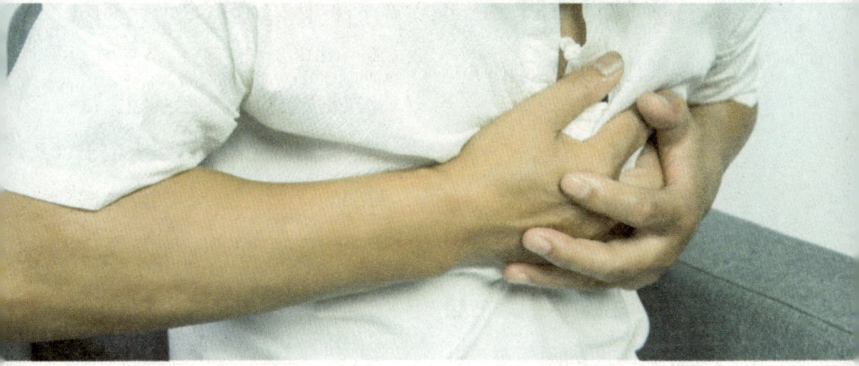

【中都】在足内踝七寸。针一寸半，沿皮向上一寸，灸七壮。此穴位于胫骨内侧面中央，为足厥阴肝经之郄穴。此处是肝经和脾经交汇之处，可以治疗肝脾两经之病。功能是疏肝理气，调经止血。

头胸痛

附：呕吐、眩晕

金门申脉治头胸，
重痛虚寒候不同。
呕吐更兼眩晕苦，
停针呼吸在其中。

【金门】在足外踝跗骨下陷中。针三分，有透申脉，泻实补虚，灸二七壮。此穴主治头痛、眩晕、癫痫、腰膝痛、外踝痛、下肢痹痛等。

【申脉】在足外踝骨下赤白肉际横纹。刺入半寸，泻多补少，禁灸。此穴主治头痛、眩晕，癫狂痫症、失眠等神志疾患，以及腰腿酸痛。

脾胃虚弱

咽酸口苦脾虚弱，
饮食停寒夜不消。
更把公孙脾俞刺，
自然脾胃得和调。

【公孙】在足内侧本节后一寸陷中，蜷两脚底相对。针一寸三分。此穴对于调理胃痛、呕吐、腹痛、泄泻、痢疾、腹胀、食不化、脚气等都有一定的效果。

【脾俞】在背脊十一椎两旁一寸半。针三分，灸三壮。此穴归属于足太阳膀胱经，是足太阳膀胱经循行路线上位于背部的背俞穴之一。背俞穴适用于治疗相应的脏腑疾病及有关的组织器官病证，故脾俞穴是治疗脾胃疾病的要穴，除可用于治疗背痛等局部疾病外，还可治疗脾胃疾患如腹胀、腹泻、痢疾、呕吐、纳呆、水肿等。

第二章

天星十一穴歌诀

三里内庭穴，曲池合谷彻。
委中配承山，下至昆仑绝。
环跳与阳陵，通里与列缺。
合担用法担，合截用法截。
专心常记此，莫与闲人说。
三百六十穴，不如十一穴。
此法少人知，金锁都门锅。
将针治病患，有如汤沃雪。
非人莫传与，休把天机泄。

提示：天星十一穴对于我们日常调理身体有很大帮助。

三里

三里在膝下，三寸两筋间。能除心腹胀，善治胃中寒，肠鸣并积聚，肿满膝胫酸，劳伤形瘦损，气蛊病诸般。人过三旬后，针灸眼能宽。取穴当举足，得法不为难。

【解释】此穴主治胃痛、腹胀、吐泻、食痞气块、中风偏瘫等病症。

内庭

内庭足两间，胃脉是阳明。针治四肢厥，喜静恶闻声，遍身风隐疹。伸欠及牙疼，疟病不思食，针着便惺惺。

【解释】此穴对缓解齿痛、咽喉肿痛、热病、吐酸、腹泻、痢疾、便秘、足背肿痛、跖趾关节痛等症状都很有帮助。

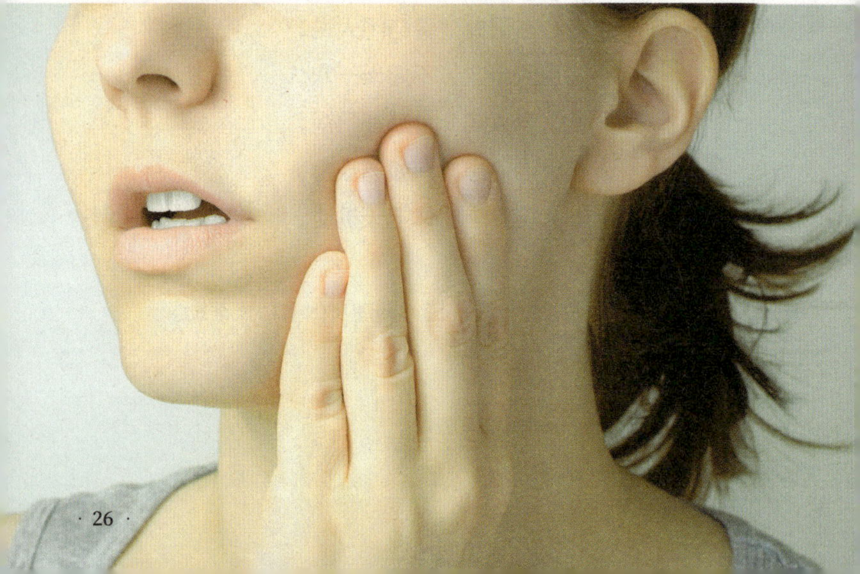

曲池

曲池曲肘里，曲著陷中求。善治肘中痛，偏风手不收，挽弓开未得，筋缓怎梳头，喉闭促欲绝，发热竟无休，遍身风瘾疹，针灸必能瘳。

【解释】此穴主要用于配合治疗手臂痹痛、上肢不遂、热病、高血压、癫狂、腹痛、吐泻、咽喉肿痛、齿痛、目赤肿痛，瘾疹、湿疹等病症。

合谷

合谷名虎口，两指歧骨间。头疼并面肿，疟疾病诸般，热病汗不出，目视暗漫漫，齿龋鼻鼽衄，喉禁不能言。针著量深浅，令人便获安。

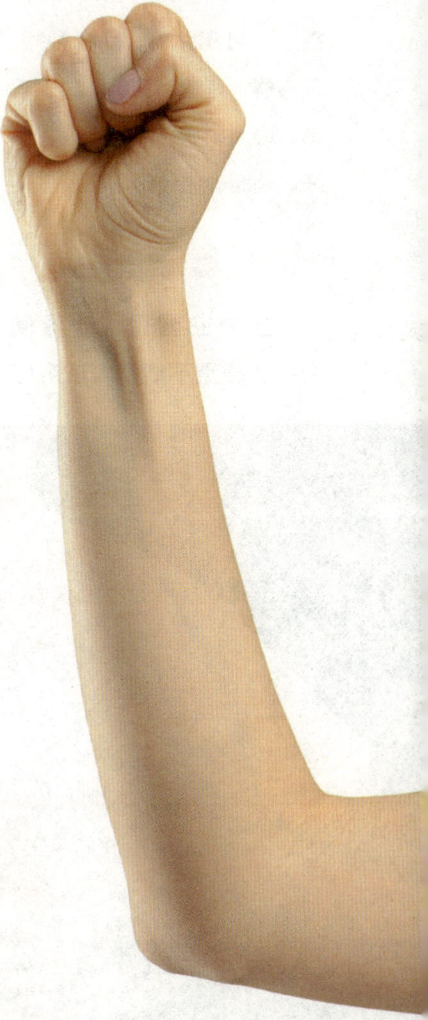

【解释】此穴主治发热、头痛、目赤肿痛、咽喉肿痛、牙齿痛、耳聋、面肿、口眼㖞斜、中风口噤、热病无汗、多汗、消渴、痛经等病症。

委中

委中曲腘里，动脉偃中央。腰重不能举，沉沉压脊梁，风痹髀枢痛，病热不能凉，两膝难伸屈，针下必安康。

【解释】此穴对于调理腰背痛、下肢痿痹等腰及下肢病证，腹痛、急性吐泻、小便不利、遗尿、丹毒等病症很有帮助。

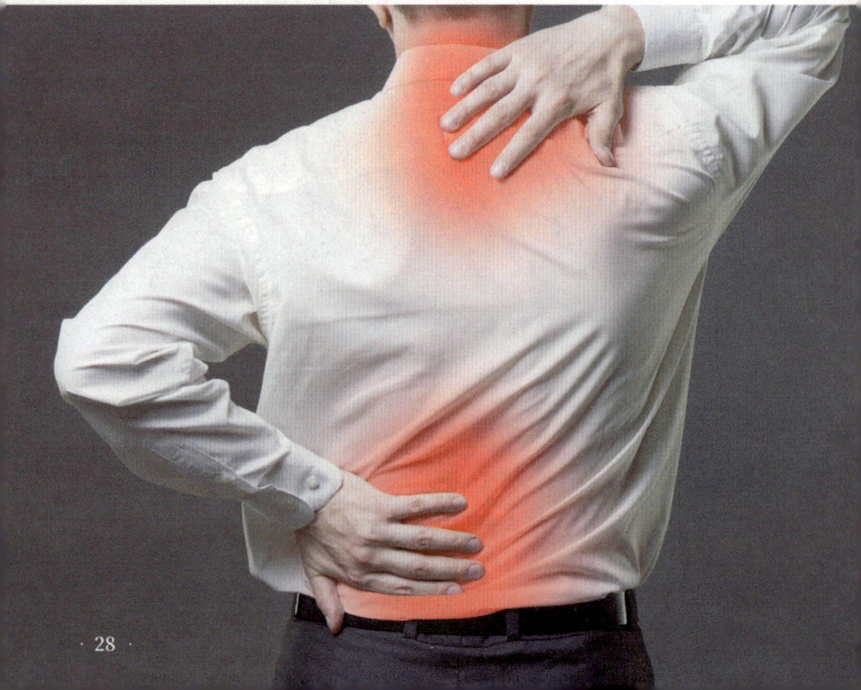

承山

承山名鱼腹，腨下分肉间。可治腰背痛，久痔大便难，脚气膝下肿，战栗腰疼酸，霍乱转筋急，穴中刺必安。

【解释】此穴主治腰腿拘急、疼痛、痔疾、便秘等病症。

昆仑

昆仑足外踝，后向足跟寻。腨肿腰尻痛，脚胯痛难禁，头痛肩背急，气喘上冲心，双足难行履，动作即呻吟。要得求安乐，须将穴下针。

【解释】此穴主治后头痛、颈痛、腰骶疼痛、足踝肿痛、癫痫等病症，有安神清热、舒筋活络的作用。

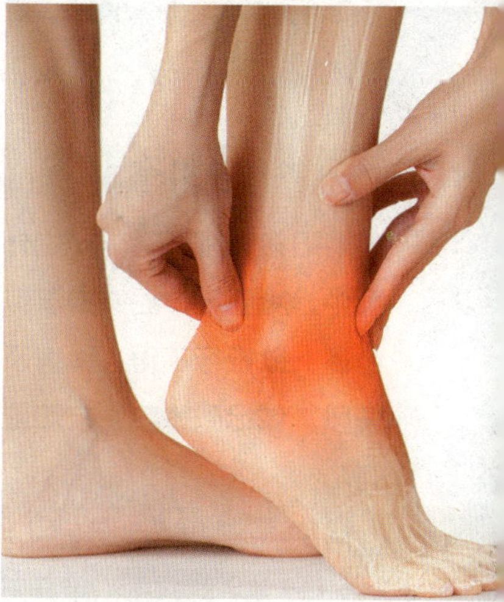

环跳

环跳在髀枢，侧身下足舒，上足曲求得，针得主挛拘，冷风并湿痹，身体或偏枯，呆痴针与灸，用此没疏虞。

【解释】此穴主治半身不遂、瘫痪、腰脊痛、腰胯疼痛、挫闪腰疼、膝踝肿痛不能转侧、遍身风疹、荨麻疹、脚气等病症。

阳陵

阳陵居膝下，一寸外廉中。膝腿难伸屈，拘挛似老翁，欲行行不得，冷痹及偏风。诚记微微刺，方知最有功。

【解释】此穴主治半身不遂、下肢痿痹、麻木、脚气、胁肋痛、口苦、呕吐、黄疸、小儿惊风。现多用于治疗坐骨神经痛、肝炎、胆囊炎、胆道蛔虫病、膝关节炎、小儿舞蹈症等病症。

通里

通里腕侧后，度量一寸中。善呻并数欠，懊憹及心忪，实在四肢肿，喉间气

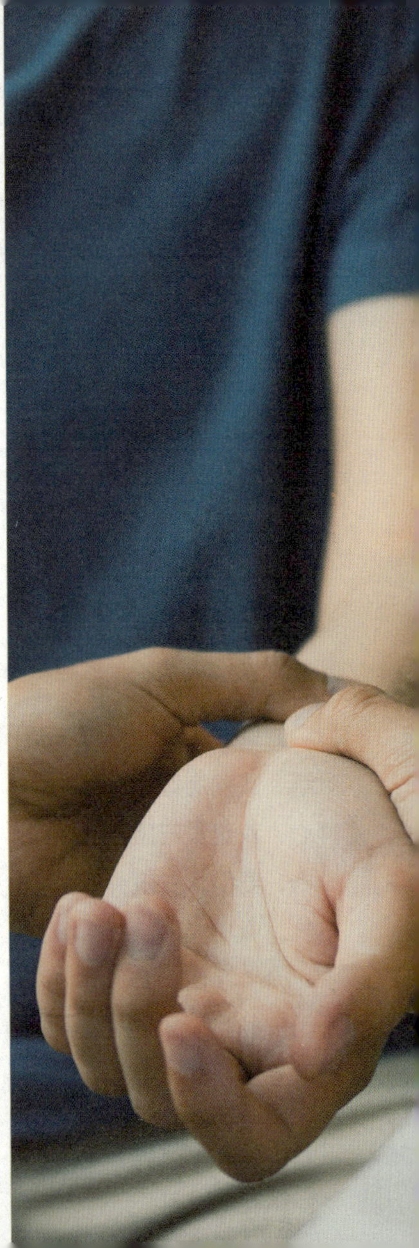

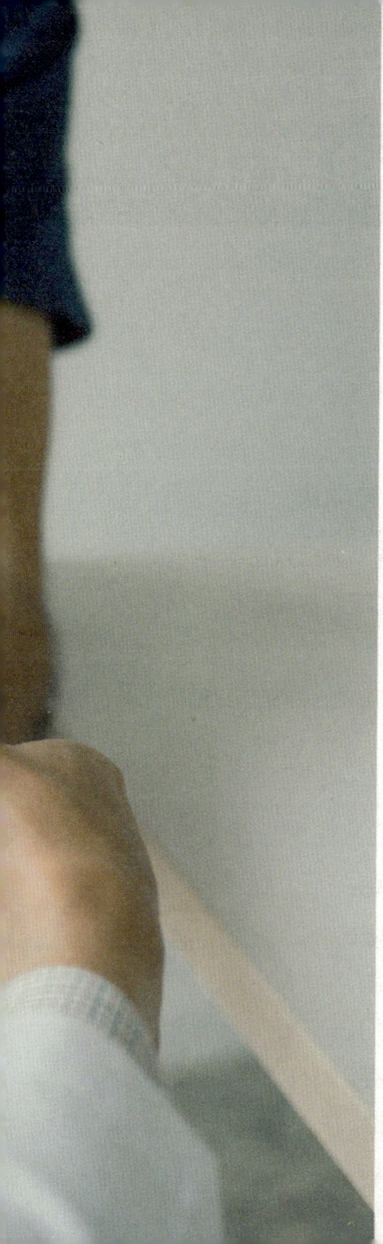

难通。虚则不能语，苦呕痛连胸。肘膊连臑痛，头腮面颊红。针入三分妙，神功甚不穷。

【解释】此穴对于治疗心悸、舌强不语、腕臂痛等病症有帮助。

列缺

列缺腕侧上，手指头交叉。主疗偏风患，半身时木麻，手腕全无力，口噤不开牙。若能辨补泻，诸病恰如拿。

【解释】此穴对于缓解伤风外感、咳嗽、气喘、咽喉肿痛、头痛项强、口眼㖞斜、齿痛、遗尿、小便热、尿血、掌中热、上肢不遂、手腕无力或疼痛等症状有帮助。

第三章

人神尻神歌诀

九部人神歌诀

一脐二心三到肘，四咽五口六在手，
七脊八膝九在足，轮流顺数忌针灸。

提示： 歌诀中提到的九个身体部位，是我们尽量不要针灸的地方。

九宫尻神歌诀

针家若要辨尻神，一岁坤宫外踝轮，
二震还当牙共腨，三头口乳巽宫陈。
四中肩尾并穷骨，五耳干宫背面循。
六管兑宫当手膊，七为腰项艮之门。
八离膝肋毋轻视，九坎当脐肘脚存。
十岁依前零顺走，明医仔细与评论。

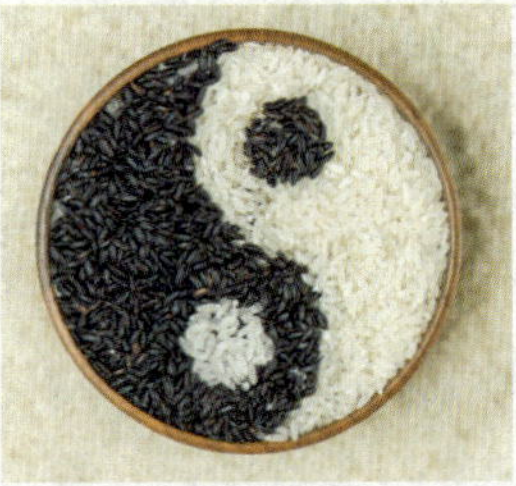

其法一岁起坤宫，二岁震宫，若一十岁仍在坤宫，二十岁震宫，三十岁巽宫，零年随顺，一岁一宫，顺行矣。

提示：九宫尻神是古代针灸宜忌说之一，以九宫八卦为依据，按病人年龄来推算人神所在部位，从而避忌针灸。

太乙日游九宫血忌诀

凡八节之日，各根据其宫起：一日、二日，顺数一十日仍在本宫，二十日、三十日，零数一例，顺至四十五日止。假如夏至日，一日在离宫，二日在坎，三日在坤，四日在震，五日在巽……至十日复至离宫。二十日在坎，三十日在坤，四十日在震，四十一日在巽，不宜针灸左肩也。余并同用此例。

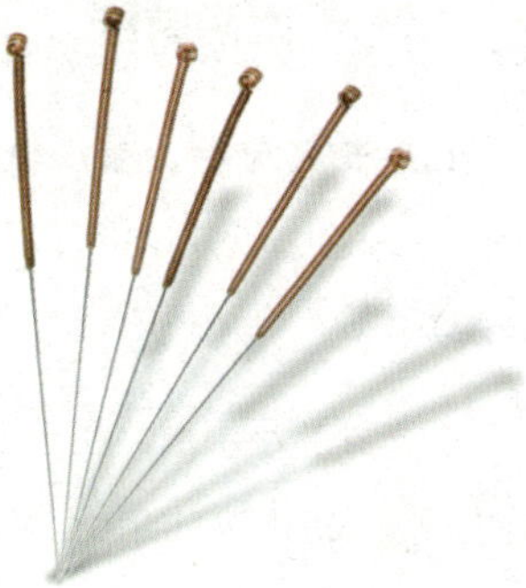

第四章

六十六穴治证

辛 手太阴肺经

（凡五穴为井、荥、输、经、合，后二穴为支别，共七穴）

【少商】为井木。在大指端内侧，去爪甲如韭叶大，与爪甲根齐白肉际宛宛中。禁灸，宜刺血，针三分。向上三分。治咳嗽喘逆，咽喉壅闭，双蛾，枯楼风。

【解释】此穴位不适合自行针灸。此穴位主治咽喉肿痛、咳嗽、气喘、鼻衄、发热、中暑呕吐、心下满、中风昏迷、癫狂、小儿惊风、手指麻木。

【鱼际】为荥火。在大指本节后内散脉，屈指大维尖。针三分。治伤风咳嗽，头疼目眩，咽干呕吐，少气，掌心、大指发热痛。

【解释】现代常用于治疗肺结核、咯血、哮喘、咽喉炎、扁桃体炎、发热、头痛、头晕、心动过速、失眠、多汗症、小儿疳积等疾患。

【太渊】为输土。在掌后

横纹头陷中。治咳嗽，腹胀，心疼，呕吐上气，眼疾。

【解释】现代常用于治疗肺气肿、支气管炎、百日咳、流行性感冒、哮喘、肺结核、肋间神经痛、结膜炎、角膜炎、失眠、聋哑、经闭、无脉症等疾患。

【经渠】为经金。在寸口陷中，脉会处。禁灸，伤神。针向太渊穴。治热病，喘逆，心痛，呕吐。

【解释】此穴位不适合自行针灸。此穴位常用于治疗宣降失常所致的发热恶寒，咳嗽气喘，胸闷胸痛及肺热上壅咽喉的肿痛。

【尺泽】为合水。在肘中约上动脉，臂屈伸横纹筋骨罅中。禁灸。治五般腰疼，手臂风痹，肘疼筋急，咳嗽上气，口干痛，癫痫。

【解释】此穴位不适合自行针灸。此穴位主治咳嗽气

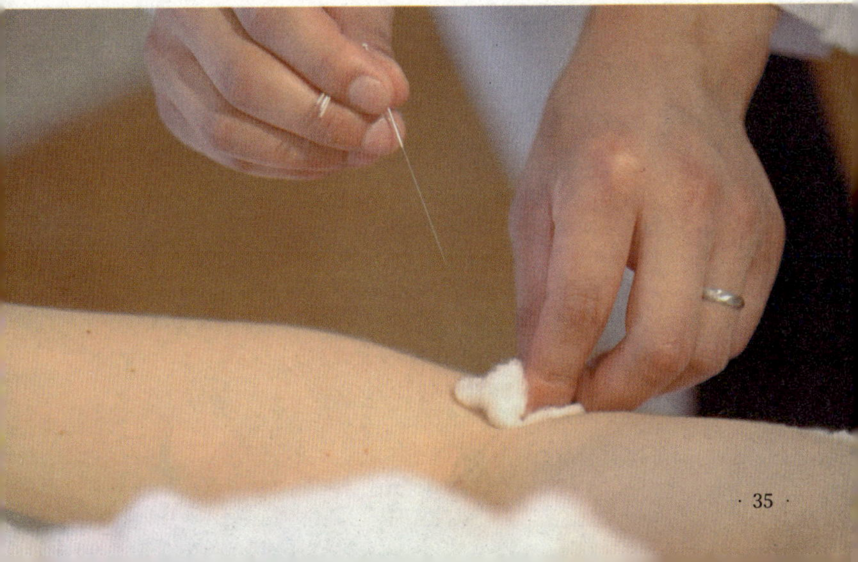

喘、胸闷胸痛、咽喉肿痛、手腕痛、掌中热、落枕。

【列缺】通任脉，别走阳明。针五至八分，向上斜刺。在腕侧，以手交叉，取食指尽处，两筋骨罅中。治伤寒，发热无汗，气喘寒热，诸嗽有痰，心满腹胀，食噎，游走气。刺七症八瘕，肠风，脏毒，小便五淋，半身不遂，腕劳臂痛，阂痁，妇人血气不和，胎衣不下，小儿脱肛。

【解释】此穴位不适合自行针灸。此穴位主治伤风外感、咳嗽、气喘、咽喉肿痛、头痛项强、口眼㖞斜、齿痛、遗尿、小便热、尿血、阴茎痛，掌中热、上肢不遂、手腕无力或疼痛。

【孔最】抵手阳明，在腕上一寸宛宛中。治太阴热病无汗，肘臂屈伸难。

【解释】此穴位对调理咳嗽、气喘、咯血、胸痛、咽喉

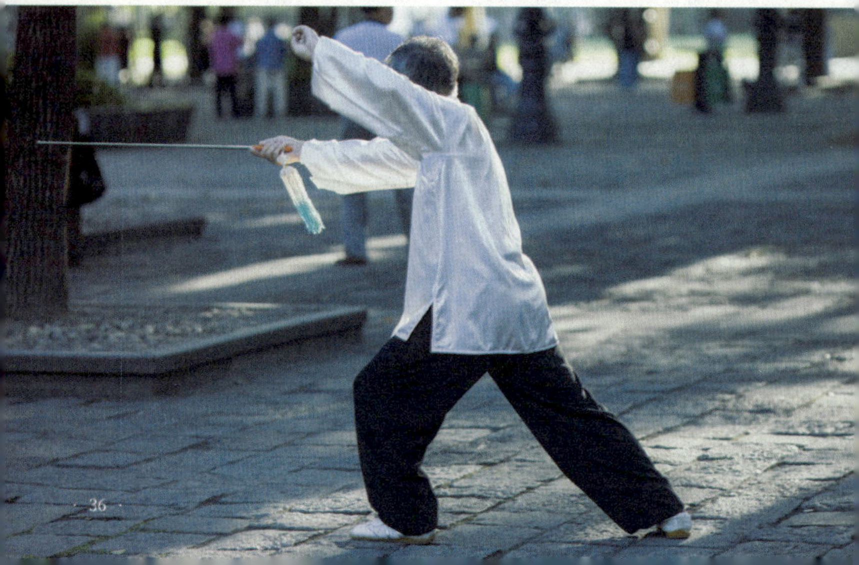

肿痛、失音、热病无汗、头痛、痔疮、肘臂挛痛等病症很有帮助。

庚　手阳明大肠经

（正六穴，其支二穴，共计八穴）

【商阳】为井金。在大指次指内侧，去爪甲如韭叶。针一分，向上三分。治喘急气上，牙痛，耳聋，目赤肿。

【解释】此穴位不适合自行针灸。此穴为手阳明大肠脉气所发，可调节大肠经气，清泻阳明火热，具有清热解毒、泻火消肿、利咽止痛之效，可治疗阳明热盛所致的各种头面五官疾患。

【二间】为荥水。在大指次指第二节后内侧陷中。针入一分，向后三分。治肩背强痛以惊，喉痹，鼻衄，牙痛。

【解释】现代常用于治疗身热头痛、咽喉肿痛、口眼㖞斜、手指肿痛、麻木、屈伸不利、咽炎、喉炎、扁桃体炎、牙痛、鼻出血、睑腺炎、肩周炎等疾患。

【三间】为输木。在大指次指第三节后内侧，捻拳横纹头中。针一分，沿皮向后透合谷穴。治胸满，肠鸣泄泻，喉痹咽干，气喘唇焦，牙痛齿龋。孕妇勿用。

【解释】此穴位不适合自行针灸。针灸此穴位有清泻阳明、通调腑气、通经活络的功效。

【合谷】为原。在大指次指虎口岐骨间动脉中。治头、面、耳、目、鼻、颊、口、齿诸疾，伤寒发热无汗，小儿疳气，眼疾。

【解释】此穴位有治疗热病、发热及头面五官各种疾患，宣肺理气、疏风解表、调汗泻热等表证，调节胃肠功能的作用。

【阳溪】为经火。在腕中上侧，两筋间陷中。直刺下。治热病、心烦、头风、目痛、癫痫、喜笑如神。

【解释】主治头痛、目赤肿痛、耳聋等头面五官病证，还有缓解手腕痛的作用。

【曲池】为合土。在肘外辅骨，屈伸、曲手横纹头，以手拱胸取之。治中风、半身不遂、遍身风痛、疮疥、两手拘挛红肿、伤寒发热、过经不除。

【解释】此穴位不适合自行针灸。针灸此穴位有清热解表、散风止痒、消肿止痛、调和气血和疏经通络的作用。

【偏历】手阳明络，别走太阴。在腕后三寸。治疟寒热无汗，目昏耳鸣，口㖞，手痛，喉痹，衄衄，水蛊，小便不利。

【解释】主治耳鸣、手臂酸痛、腹部胀满和水肿等疾患。

【肩腢】两手关系肩头，髆骨正中，两骨间，举臂取之。治中风，半身不遂，手臂挛急，筋骨酸痛，风热瘾疹。

【解释】此穴位不适合自行针灸。针灸此穴位有疏经利节、祛风通络、理气化痰的作用。

丁 手少阴心经

（正五穴，其支二穴，共计七穴）

【少冲】为井木。在小指

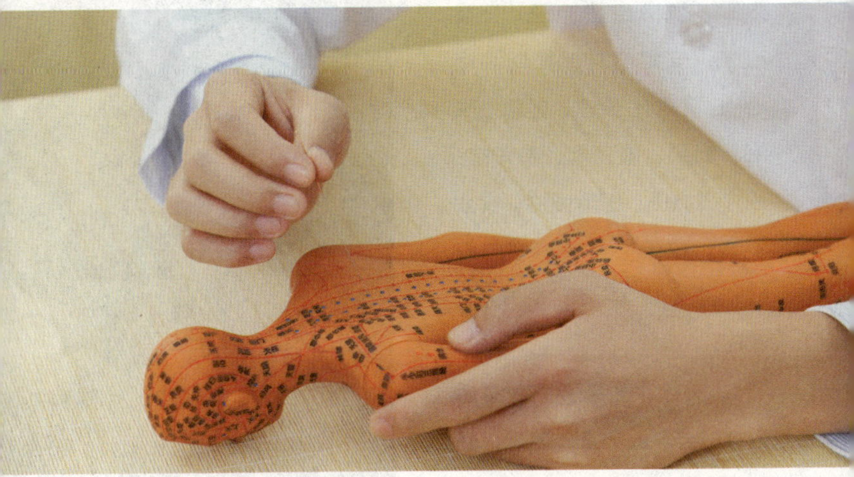

内侧，去爪甲如韭叶。治五痫，心痛，热病，胸满气急，手挛臂痛，掌热。虚悲惊；实喜笑。

【解释】此穴位可以减轻疲劳引起的头痛不适，有助于醒脑提神。

【少府】为荥火。在小指本节，直劳宫中。治虚悲忧少气，心痛；实癫痫，谵语，臂痛，背疽初发。

【解释】现代常用于治疗心绞痛、心律不齐、癔症、阴道及阴部瘙痒、肋间神经痛、臂神经痛等疾患。

【神门】为俞土。在掌后兑骨端。治疟，恶寒发热，咽干身热，狂言，胸满，腹痛，减食，心惊，少气，喘嗽，唾红，吐血，遗尿，手臂难举，五痫之疾。

【解释】此穴位可以帮助

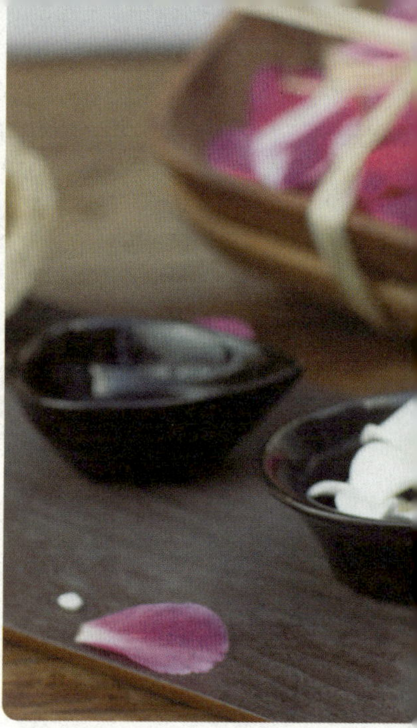

入眠，调节自律神经，补益心气，安定心神；辅助治疗心痛、心烦、惊悸、健忘、失眠、痴呆、癫狂痫、晕车等；治疗高血压；缓解便秘、食欲不振；改善心悸，治疗心绞痛、神经衰弱、精神分裂症等症。

【灵道】为经金。在掌后一寸五分。治心疼，悲恐，暴喑难言。

【解释】此穴位可以治疗心痛、肘臂挛痛等病症。

【少海】为合水。在肘内廉节后大骨外，去肘端五分，横纹动脉中，屈肘向头取之。忌灸。治头疼，项急，胸满，心烦及肩髆，手臂麻木难举。

【解释】此穴位能起到理气通络、益心安神、降浊升清等作用。

【阴郄】在掌后，去腕五分，动脉中。治胸满，心痛，气逆，失音难言，衄血，洒淅恶寒，霍乱，惊恐，盗汗，小儿骨蒸。

【解释】此穴位可以起到沟通心肾的作用。

【通里】别走太阳，在腕后一寸。治心惊怔忡，烦闷，腹胀减食，头面赤，四肢不

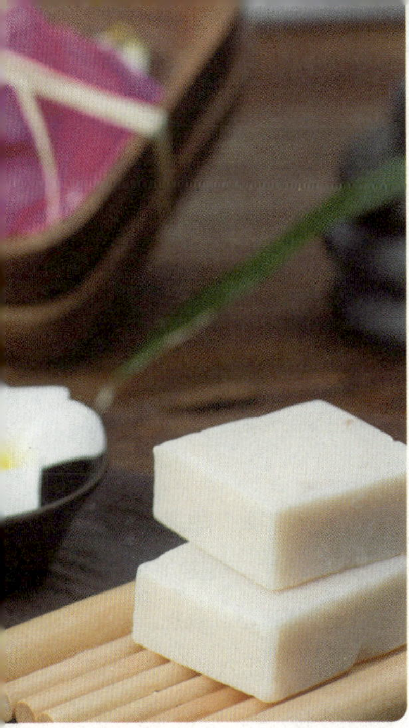

遂、酸痛、气不和。

【解释】现代常用于治疗心绞痛、心动过缓、中风失语、癔症性失语、精神分裂症等疾病。

丙 手太阳小肠经

（正六穴，其支二穴，共计八穴）

【少泽】为井金。在小指端，去爪甲下一分。治项急，咳嗽，喉痹，舌疮，目赤，妇人无乳并乳痛。

【解释】此穴位有助于缓解乳汁少、昏迷、热病、头痛、咽喉肿痛等症状。

【前谷】为荥水。在手小指外侧，本节前陷中。治伤风，发热无汗，项急背强，颔肿，咽干口渴，目赤，五指热痛。

【解释】此穴位可以治疗热病，头痛、目痛、耳鸣、咽喉肿痛等头面五官病证。

【后溪】为输木，通督脉。在手小指外侧本节后，外腕起骨前，拳尖上，治伤寒头痛、身浮肿、中风身体不遂、腰脚沉重、项急膊痛、臂挛筋急。

疟疾寒热，胸满腹胀，盗汗难卧，耳聋目痛，喉痹，五痫，五淋。

【解释】此穴位可以治疗头项强痛、腰背痛、手指及肘臂挛痛等痛证，耳聋、目赤、疟疾等疾病。

【腕骨】为原。在手外侧，腕前起骨下陷中。治热病无汗，偏枯臂痛，失饥伤饱，浑身黄肿，饮食无味，目翳冷泪。

【解释】此穴位可以治疗热病、浑身黄肿、没有食欲等疾患。

【阳谷】为经火。在手外侧腕中，兑骨下陷中。治热病，过时无汗，癫狂乱语，耳聋，齿痛，目眩红肿，内障。

【解释】可此穴位以治疗热病、尺神经痛、腮腺炎、齿龈炎、耳聋等疾病。

【小海】为合土。在肘内大骨外，去肘端五分陷中，屈肘向头取。治头疼项急，四肢无力，手臂外廉肿痛，小肠气，妇人经脉不行。

【解释】此穴位可以缓解头痛、四肢无力、肘臂挛痛等症状。

【养老】抵少阴络，在踝骨上一空一寸，沿皮向下至阳谷。治肩背强急，眼痛。

【解释】此穴位可以治疗眼痛，肩、背、肘、臂酸痛、腰痛等疾病。

【支正】别走太阳，在腕后五寸，去养老穴四寸。治五劳七伤，四肢虚乏，惊恐，肘挛指痛。

【解释】治头痛、目眩、热病、癫狂、肘臂酸痛等疾病。

乙 手厥阴心包络经

（正五穴，其支二穴，共计七穴）

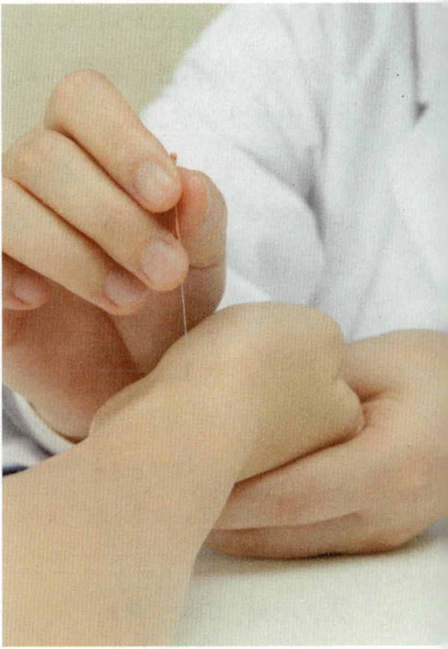

【中冲】为井木。在中指端，去爪甲如韭叶陷中。无病勿用，用则令人闷。治热病无汗，九种心痛，烦闷，中风舌强，头疼掌热。

【解释】此穴位可以治疗中风昏迷、舌强不语、中暑、昏厥、小儿惊风、热病等急症。

【劳宫】为荥火。在掌中横纹动脉中，屈无名指是穴。勿多用。治中风身体不遂，癫痫狂笑，心痛，气喘，口臭。

【解释】此穴位可以治疗中风、身体不遂、心痛、气喘、口臭等病症。

【大陵】为输土。在掌后两筋间陷中。治心膈痛，喜笑悲哀，头痛目赤，小便不利。

【解释】此穴位可以治疗心痛、癫狂、头痛、眼痛、小便不利等病症。

【间使】为经金。在掌后三寸，两筋间陷中。治癫狂，发疟，生寒热，心疼，惊悸，呕逆，胸满，咽痛，臂疼。

【解释】现代常用于治疗心绞痛、心肌炎、癫痫、癔症、疟疾等疾病。

【曲泽】为合水。在肘内廉陷中，屈肘取穴。治心痛，呕血，胸满，口干，肘臂筋挛。

【解释】此穴位可以治疗心痛、呕吐、肘臂挛痛等病症。

【郄门】手厥阴郄。去腕五寸。治神气不足，惊恐畏人，心痛，呕血，鼻衄。

【解释】常用来治疗心痛、心悸、呕血等疾病。

【内关】通阴维，别走少阳，在掌后去腕二寸，两筋中，仰手取穴。治伤寒发热，胸满腹胀，心痛，肠鸣冷痛，脾黄，癖块，泻痢，食积，咳嗽哮喘，肠风痔漏，五淋。

【解释】常用于治疗心痛、心悸、胸闷、胸痛等心胸病证，胃痛、呕吐、呃逆等胃疾，失眠、癫痫等神志病证，上肢痹痛、偏瘫、手指麻木等

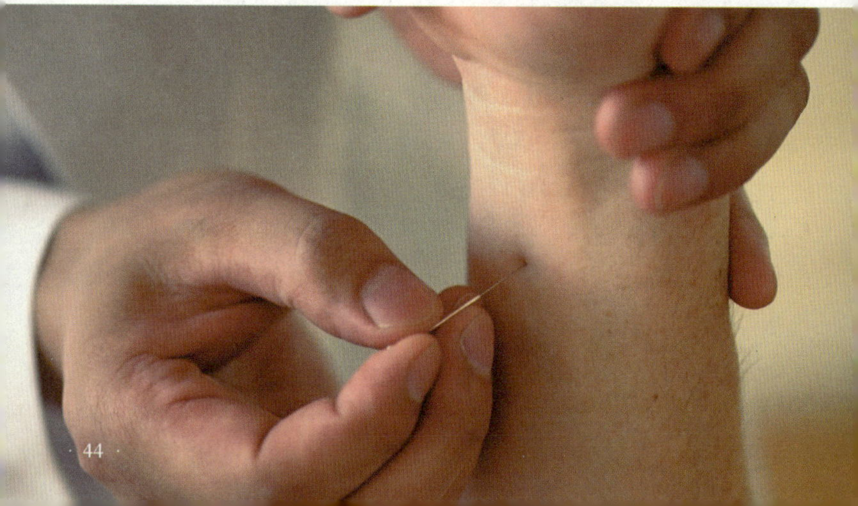

局部病证。

甲 手少阳三焦经

（正六穴，其支二穴，共计八穴）

【关冲】为井金。在小指次指端，去爪甲角如韭叶。治头痛，喉痹，目痛，臂急，肘疼。

【解释】主治头痛、目赤、耳聋、喉痹等头面五官疾患。

【液门】为荥水。在小指次指间陷中，握拳取。治五痫，惊悸，头痛目赤，齿出血，手臂肿痛。

【解释】主治头痛、咽喉炎、耳疾、齿龈炎、角膜白斑、疟疾、前臂肌痉挛或疼痛、手背痛、颈椎病、肩关节周围炎等病症。

【中渚】为输木。在小指次指本节后间陷中。治脊间心后疼，头痛，耳聋，目赤，喉痹，肘臂挛急，五指难伸及小儿目涩羞明。

【解释】主治头痛、耳聋、眼痛、肩背肘臂疼痛麻木、手指不能屈伸等病症。

【阳池】为原。在手表腕上陷中。治疟疾寒热，心痛，胸满，臂疼，身沉，步难，腕劳。

【解释】主治心痛、胳膊痛、腕痛等病症。

【支沟】为经火。在腕后三寸，两骨间陷中。治伤寒无汗，胸满，肩、背、胁、肋疼痛，口噤，暴哑，霍乱吐泻。

【解释】主治胁肋痛、上吐下泻等病症。

【天井】为合土。在肘后大骨一寸两筋骨间，叉手按膝上取。治五噎十膈，反胃吐食，风痹筋挛骨痛，咳嗽上气，心疼惊悸，小腹胀疼及羊痫。

【解释】主治呕吐、咳嗽、心悸、小腹胀痛等疾患。

【外关】通阳维，少阳络。在腕后二寸，前踝骨尖后两筋中，覆手取。治伤寒，自汗盗汗，发热，恶风，百节酸疼，胸满，拘急，中风半身不遂，腰脚拘挛，手足顽麻，冷痛，偏正头风，眼中冷痛冷泪，鼻衄，耳聋，眼风。

【解释】现代临床常用于治疗偏头痛、高热、神经性耳聋、肋间神经痛、落枕、急性腰扭伤等疾患。

【会宗】通支沟，三阳络，在腕后三寸空中。治风痫，肌肤痛，耳聋。

【解释】主治癫痫、前臂疼痛麻木、神经性耳聋等疾患。

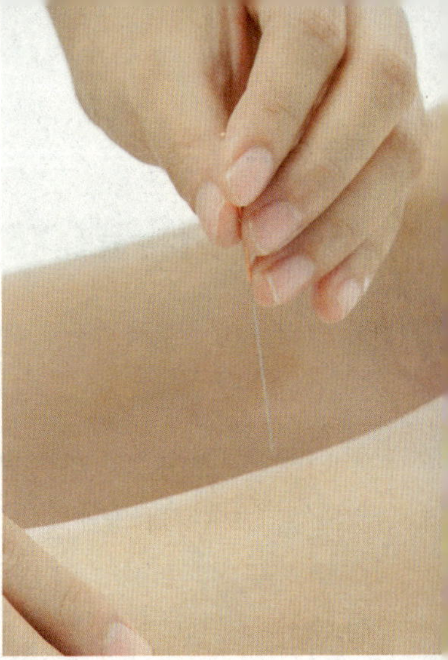

乙 足厥阴肝经

（正五穴，其支二穴，共计七穴）

【大敦】为井木，在足大趾端，去爪甲如韭叶及三毛中。治七疝，阴肝心痛，腹胀，脐下急，中热，尸厥，血崩。

【解释】现代常用于治疗

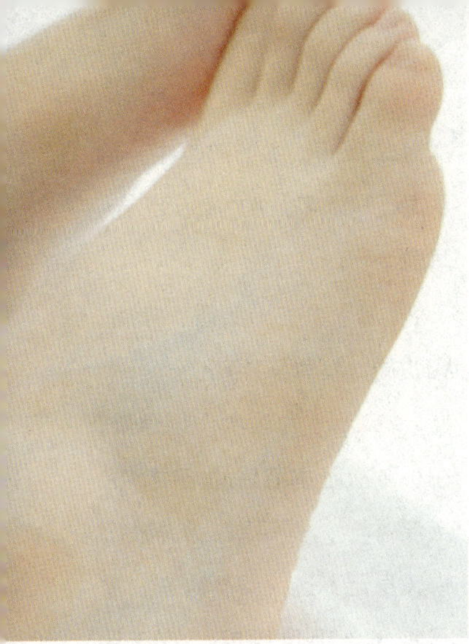

疝气、睾丸炎、功能性子宫出血、月经不调、子宫脱垂、血尿、遗尿、糖尿病、便秘等。

【行间】为荥火。在足大趾间动脉中。治水蛊，胀满，心疼咳逆，吐血咽干，寒疝，溺难，腰痛，脚气红肿。

【解释】此穴位多用于治疗吐血、腰痛、脚气红肿等疾患。

【太冲】为输土。在足大趾本节后二寸，骨罅间动脉中，系太冲脉。治腹中诸疾，胸胁支满，面黄肌瘦，腰背肘肿，足膝冷痛，大便闭涩，卒疝，恶心，发热发寒，遗精，五淋，妇人月水不通，漏下，贲中疼，阴挺出，马刀腋肿。

【解释】现代常用于治疗高血压、青光眼、结膜炎、睾丸炎、功能性子宫出血、肋间神经痛等疾病。

【中封】为经金。在踝内前一寸，斜行小脉上，伸足仰趾取。治疟寒热，腹痛，寒疝，足痛步难，草鞋风。

【解释】主治疝气、小便不利、黄疸、胸腹胀满、腰痛、足冷、内踝肿痛等疾病。

【曲泉】为合水。在膝内辅骨下两筋间，屈膝横纹头中。治中风，腰脚冷痛，腹痛，泄利脓血，妇人血瘕。

【解释】主治中风、腰

脚冷痛、腹痛、月经不调等疾患。

【蠡沟】别走少阳，在内踝五寸。治项急，腹痛，足寒，腿酸，卒疝，小便不利，肾脏风痒，妇人月水不调、赤白带下、脐下积疼。

【解释】现代常用于治疗月经不调、赤白带下、脚气等疾患。

【中都】在内踝上七寸，胻骨中，与少阴相直。治肠癖，遗疝，小腹疼，足寒，胫寒，行难，妇人血崩，恶露不止。

【解释】主要治疗小腹痛、脚冷、女性恶露不止等疾患。

甲 足少阳胆经

（正六穴，支别四穴，共计十穴）

【窍阴】为井金。在小趾次趾歧骨间，本节前陷中。治头昏，项疼，胁痛，目赤，耳聋。

【解释】主治头昏、脖痛、胸肋痛、耳聋等疾病。

【临泣】为输木，脉通带。在小趾次趾本节后间陷中，去侠溪寸半，垂足取。治癫痫，中风身足不遂，腰腿难辛，寒湿脚气，手足顽麻，偏正头风，面痒，目赤，眵泪，耳聋，喉痹，牙痛，失饥伤饱，四肢浮肿，面黄肌瘦，气血不和，伤寒解利，多汗。

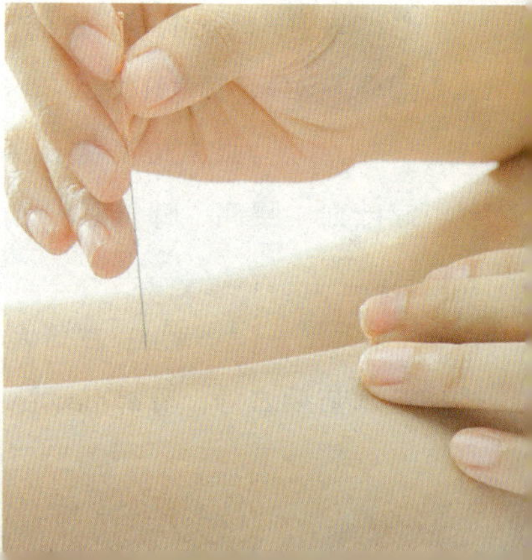

【解释】主治头痛、眩晕、惊悸、耳鸣、耳聋、目外眦赤痛、胸胁痛、膝股痛、足跗肿痛、疟疾等疾病。

【丘墟】为原。在外踝下如前陷中，去临泣三寸。治头项强，胸满，腹胀，上气喘促，霍乱转筋，卒疝，疟寒热，腋肿，腰胯腿膝脚寒湿酸疼，红肿，草鞋风，目生翳。

【解释】针灸此穴位可以使头脑清醒、情绪稳定，缓解心理压力。

【阳辅】为经火。在外踝上四寸，辅骨前绝骨端如前三分，去丘墟七寸。治胃弱减食，肠鸣腹胀，筋挛骨痛，足肿。

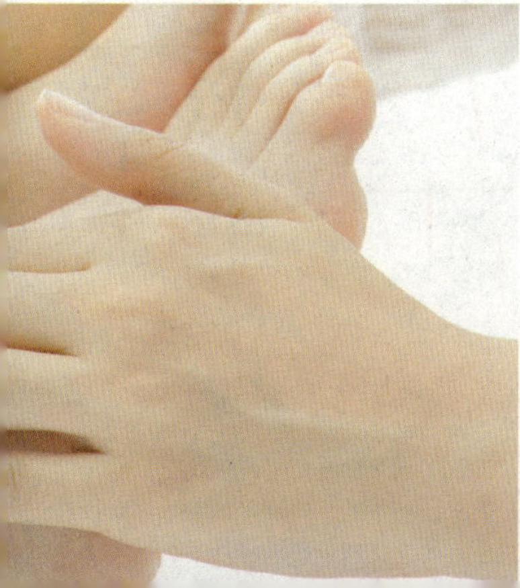

【解释】主治偏头痛、腋下痛、腰痛胸胁及下肢外侧痛、疟疾等病症。

【阳陵泉】为合土。在膝下一寸外廉，胻骨下微侧陷中。治筋病，中风，半身不遂，腰腿膝脚诸病，喉痹，风痰，便毒。

【解释】主治半身不遂、下肢痿痹、麻木、膝膑肿痛、脚气、胁肋痛、口苦、呕吐、黄疸、小儿惊风等病症。

【绝骨】在足外踝上三寸动脉中。治伤寒，大热无汗，心疼，腹胀，中焦寒热，减食，吐水，腰胯急痛，寒湿，遍身疮疥，脚气。

【解释】主治心痛、腹胀、

食欲不振、脚气等疾病症。

【光明】走厥阴。在外踝上五寸。治热病无汗，中风，身体不遂，与阳辅治同。虚则腿脚痿痹，胻酸，眼痒；实则胻热，膝痛。

【解释】现代常用于青盲、夜盲、白内障、视神经萎缩、偏头痛、腓肠肌痉挛等疾病。

【阳交】在外踝上七寸，斜属三阳分肉间。治寒厥，惊狂，胸满，面肿，喉痹，膝胻麻痹，寒热不仁。

【解释】现代多用于治疗腓浅神经疼痛或麻痹、坐骨神经痛、胸膜炎、肝炎等病症。

【环跳】有髀枢中，丸子骨下。两腿间。系侧卧，伸下足，屈上足取。治中风，身体不遂，血凝气滞，浑身腰腿风寒湿痹，生疮肿癞。

【解释】此穴位可以治疗半身不遂、瘫痪、腰脊痛、腰胯疼痛、挫闪腰疼、膝踝肿痛不能转侧、遍身风疹、荨麻疹、脚气、水肿等病症。

巳 足太阴脾经

（正穴五，支穴二，共计七穴）

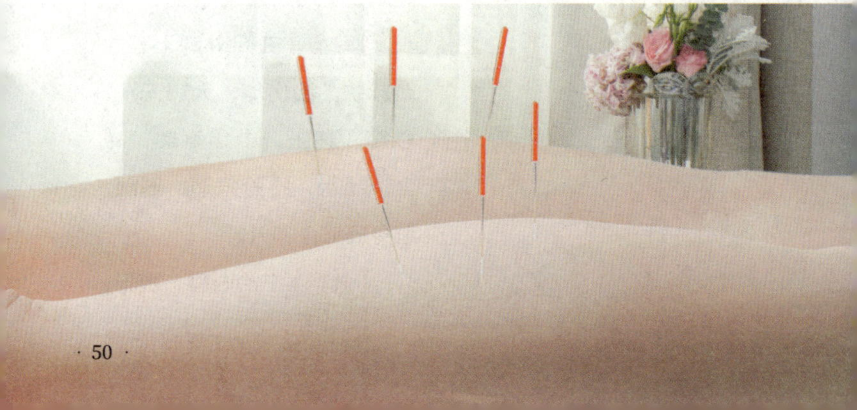

【隐白】为井木。在大趾端内侧，去爪甲如韭叶。治腹胀，喘吐，血衄，肠滑，食不化，月经不止，血崩。

【解释】现代常用于治疗功能性子宫出血、上消化道出血、急性肠炎、精神分裂症、神经衰弱等病症。

【大都】为荥火。在大趾本节内侧白肉际。治热病，遗热不解，足心发热，脾胃不和，胸膈痞闷，腹痛，吐逆。

【解释】主治腹胀、胃痛、呕吐、腹泻、便秘、热病、无汗等病症。

【太白】为输土。在大趾内侧，核骨下陷中。治热病无汗，脾胃虚弱，腹胀肠鸣，呕吐，泻泄，霍乱，不思饮食，身热，腿疼，手足冷，腰尻痛，大便难。

【解释】此穴位是人体健脾要穴，能治各种原因引起的脾虚，如先天脾虚、肝旺脾虚、心脾二虚、脾肺气虚、病后脾虚等，并有双向调节作用，如揉此穴腹泻可止、便秘可通。

【商丘】为经金。在内踝下微前陷中。治身体拘急，腿脚内廉疼，腹胀肠鸣，身寒气逆，绝子。

【解释】此穴位可以治疗腹胀、腹泻、便秘等脾胃病证。

【阴陵泉】为合水。在膝下内侧辅骨下陷中，屈膝伸足取。治霍乱，腹胀，喘逆，七疝八瘕，腰落，小便不利。

【解释】主治腹胀、腹泻、水肿、黄疸、小便不利、遗尿、尿失禁、膝痛等疾病。

【公孙】通冲脉，别走阳明，在大趾本节后，去太白一寸。治妇人诸疾。产后血晕，胎衣不下，五癫，胸膈不利，胁肋膨胀，痃癖积块，肠鸣泄泻，里急后重，酒疸，食黄，反胃，肠下风，七疝，脱肛。

【解释】主治产妇类疾病。

【三阴交】通三阴聚会处，在内踝上三寸，骨下陷中。孕妇勿用。治身重足痿，膝内廉疼，七疝，小肠气，便毒，小便不利，五淋。

【解释】此穴位可以治疗生理痛、脚底肿胀、过胖过瘦（增肥减肥）、生理不顺、手脚冰冷、冷感症、更年期障碍、妇科多种病症，对胃酸、食欲不振也有效。

戊 足阳明胃经

（正六穴，其支一穴，共计七穴）

【厉兑】为井金。在大趾次趾端，去爪甲如韭叶。治热病无汗如疟，尸厥，口噤，腹胀，多睡，面肿，喉痹牙疼。

【解释】主治齿痛、咽喉肿痛、癫狂、热病、足背肿痛等病症。

【内庭】为荥水。在大趾次趾外间陷中。治腹胀，久疟，四肢厥逆，牙疼，腿膝足跗红肿。

【解释】现代常用于治疗急慢性胃炎、急慢性肠炎、齿龈炎、扁桃体炎、跖趾关节痛等病症。

【陷谷】为输木。在大趾次趾外间本节后陷中，去内庭二寸。治久疟无汗，面肿，腹胀肠鸣，腿膝肿病。

【解释】主治目赤肿痛、面浮水肿、足背肿痛、足痿无力等病症。

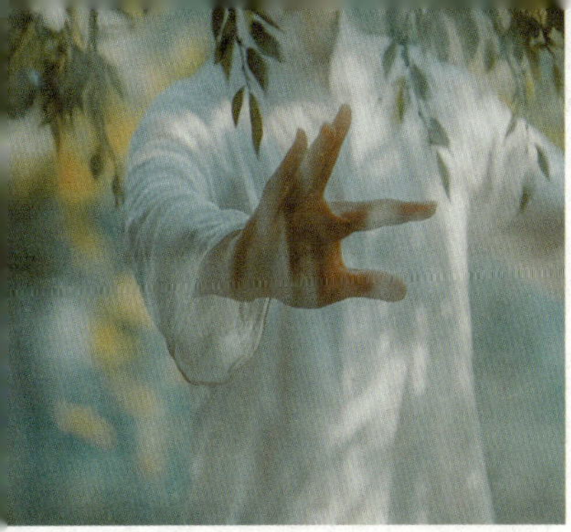

【冲阳】为原。在足跗骨上，去陷谷三寸动脉。治偏风，口眼㖞斜，寒热如疟，牙疼。

【解释】此穴位治疗口眼㖞斜、牙痛等病症。

【解溪】为经火。在冲阳后一寸半，腕上系鞋处。治喘嗽，上气，腹中积气游走，头昏，目翳，眉棱疼。

【解释】主治头痛、眩晕、癫狂、腹胀、便秘、足踝肿痛等疾患。

【三里】为合土。在膝下三寸，胻骨外廉两筋间，以大指次指圈其膝盖，中指尽处是穴，举足取。治男女百病，五劳七伤，脾胃诸气，诸疾，诸虫，诸眼疾，喉痹，风寒，诸疼痛。

【解释】主治胃痛、腹胀、吐泻、食痞气块、中风偏瘫等疾病。

【丰隆】别走太阳。外踝上八寸下廉，胻外廉陷中。治身体倦怠，腿膝酸痛，四肢不收，心腹气痛，大小便难，寒喘嗽急，喉痹气逆。

【解释】主治头痛、眩晕、咳嗽痰多、癫狂、下肢痿痹等病症。

癸 足少阴肾经

（正五穴，其支三穴，共计八穴）

【涌泉】为井木。在足心近大趾大筋白肉际，屈足卷趾取。治男子如蛊，女子如狂，身热头痛，气喘足寒，大便闭结。

【解释】现代常用于治疗休克、高血压、失眠、癔症、癫痫、小儿惊风、神经性头痛、遗尿等病症，是急救穴之一。

【然谷】为荥火。在内踝前起，直下一寸，大骨下陷中。勿见血。治寒湿脚气，疮疥癣痛，小儿脐风，口噤。

【解释】现代常用于治疗咽喉炎、膀胱炎、尿道炎、月经不调等疾病。

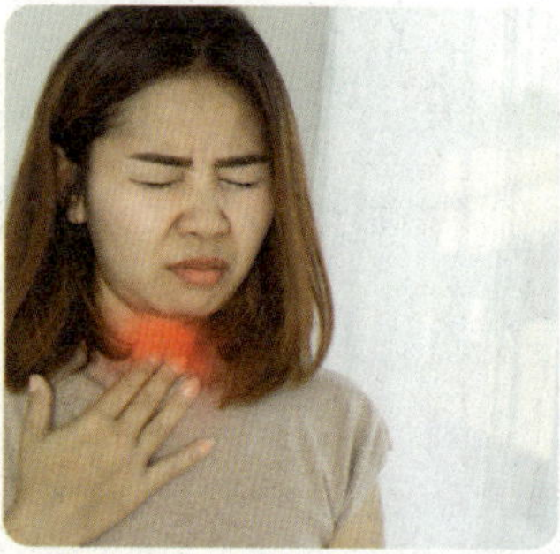

【太溪】为输土。在内踝后，跟骨下，动脉陷中。治痎寒热，咳逆心烦，鼻衄吐血，牙疼，胫寒，小便黄赤。

【解释】此穴位对于头痛目眩、咽喉肿痛、牙痛、耳聋、耳鸣、气喘、胸痛咯血、月经不调、失眠、健忘、小便频数、腰脊痛、下肢厥冷、内踝肿痛等症状有缓解作用。

【复溜】为经金。在内踝上二寸，动脉陷中。治浑身疼，盗汗，腰痛引脊，腹胀肠鸣，四肢浮肿，胫寒足痿，小便杂色。

【解释】主治肾炎、睾丸炎、尿路感染、小儿麻痹后遗症、脊髓炎、功能性子宫出血、腹膜炎、痔疮、腰肌劳损、失眠等病症。

【阴谷】为合水。在膝内辅骨后，大筋下，小筋上，屈膝按之，应手取。治伤寒小便不通，腹疼，漏下赤白，小便黄赤。

【解释】现代常用于治疗尿路感染、阳痿、膝关节炎等疾病。

【水泉】在内踝下，太溪下一寸。治月事不来，来即心闷，阴挺出，小便淋，腹痛，目昏。

【解释】主治月经不调、腹痛等病症。

【照海】通阴跷，在内踝四分，赤白肉际。治伤寒发热，咽喉肿痛，头风，胸满，腹胀，恶心，反胃吐食，酒积食癖，血瘕气块，肠风漏血，大便闭结，小肠疝气，遗尿，女人产后血晕，经水不调。

【解释】现代常用于治疗尿道炎、肾炎、神经衰弱、癫痫、月经不调、功能性子宫出血等病症。

【大钟】走太阳。在足跟冲中，当踝后，绕跟取。治胸腹喘逆少气，惊恐，口燥咽干，咳吐，喉中鸣，食噎烦闷，呕，腰疼，大便秘，嗜卧，口中热，小便不利。

【解释】现代常用于治疗神经衰弱、哮喘等疾病。

壬 足太阳膀胱经

（正六穴，支穴有四，凡十穴）

【至阳】为井金。在小趾外侧，去爪甲角如韭叶。治头风，目昏晕，鼻衄，腹胀减食，胸满，小便难。

【解释】现代常用于治疗胃痉挛、胆绞痛、胆囊炎、膈肌痉挛、肋间神经痛等病症。

【通谷】为荥水。在小趾

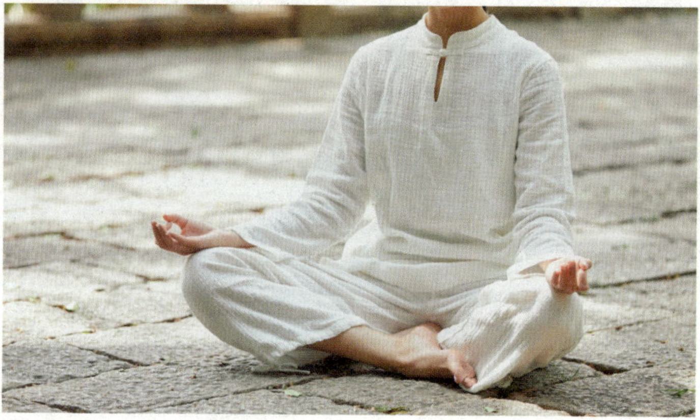

外侧，本节前陷中。治头疼，目赤，鼻衄，腹胀减食。

【解释】现代常用于治疗颈椎病、癫痫、慢性胃炎、功能性子宫出血等疾病。

【束骨】为输木。在小趾外侧，本节后陷中。治头痛项急，目昏烂眩，小儿诸痫。

【解释】现代常用于治疗高血压、神经性头痛、腓肠肌痉挛等疾病。

【京骨】为原。在外侧大骨下，赤白肉际中，按之得。治头、项、腰、胯、筋挛、骨痿诸疾，目病，鼻疾。

【解释】现代常用于治疗高血压、落枕、腰肌劳损等病症。

【昆仑】为经火。在外踝后腿骨上大筋后五分，细脉应手。治腰、尻、膝、足风寒湿痹，肿痛，暴喘，上气，诸痫，便毒。

【解释】现代常用于治疗

坐骨神经痛、踝关节炎、神经性头痛等疾病。

【委中】为合土。在腘中央腘内筋骨约纹中动脉。治身重，腰痛，膝劳，髀疼，四肢无力，失尿。

【解释】现代常用于治疗急性胃肠炎、中暑、腰背痛、急性腰扭伤等病症。

【申脉】通阳跷。在外踝下容爪甲，白肉际。治一身，四肢拘挛痛肿，麻痹疼痛，历节风，头风，眉棱疼痛，目赤，鼻衄，耳聋，女人吹乳。

【解释】现代常用于治疗踝关节扭伤、内耳眩晕、癫痫、精神分裂症等病症。

【跗阳】在外踝上三寸，阳跷郄，太阳后少阳前筋骨间。治腰、腿、胯、胫急酸痛，四肢不举。

【解释】现代常用于治疗腓肠肌痉挛、踝关节疼痛、下肢瘫痪、面神经麻痹、三叉神经痛等病症。

【承山】在兑端，腨肠腿肚下，分肉间，离足跟上八寸。治腰、脊、腿、足拘挛、寒湿，脚膝肿痛，大便难，痔疮，肠风脏毒，便痈，霍乱，转筋。

【解释】现代常用于治疗坐骨神经痛、腓肠肌痉挛、痔疮、脱肛等病症。

【飞扬】别走少阴。在踝上九寸。治诸癫，头目昏沉，颈项强痛，腰、腿、手、足历节风，鼻鼽，衄血，疟寒热，痔疮。

【解释】现代常用于治疗风湿性关节炎、肾炎、膀胱炎、痔疮、下肢瘫痪等疾病。

第五章

流注序

天有十干，地支十二。以干加支，常遗其二。二一合化，五运六气，是以甲、乙、丙、丁、死，所以甲犹草木，原因壬癸。气行于天，质具于地。质气之分阴质阳气，故阳主变化，阴主专静，而莫自制。是以阳府示原，阴藏隐秘。然夫自子至巳，六阳化

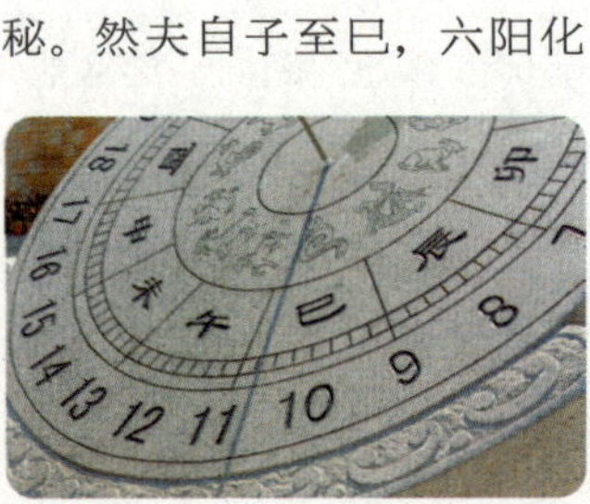

合；自午至亥，六阴变化。唯壬得一，癸二从之，为阴阳动静之枢纽，气数欲兆之时。故气运一周，一会于壬癸，交接挥持，莫为其纪，故子午流注真诀，甲始于戌而壬亥为终，壬子、癸丑为终始之地。一顺一逆，一纵一横，一起一止，一变一互，一合一化，一君一臣，一佐一使，一生一克，一母一子，一夫一妇，交神合气，变化无穷。所以一岁总六十穴，月、日、时、刻，一刻备六十穴，岁明，月、日

如之，其何以然哉！日、月，三十日则一会于壬，河图一穴居北而括万极，此皇极先天之数所由起，五行五气，所由化合，子午流注针法之心要也，神之变化渊乎哉！

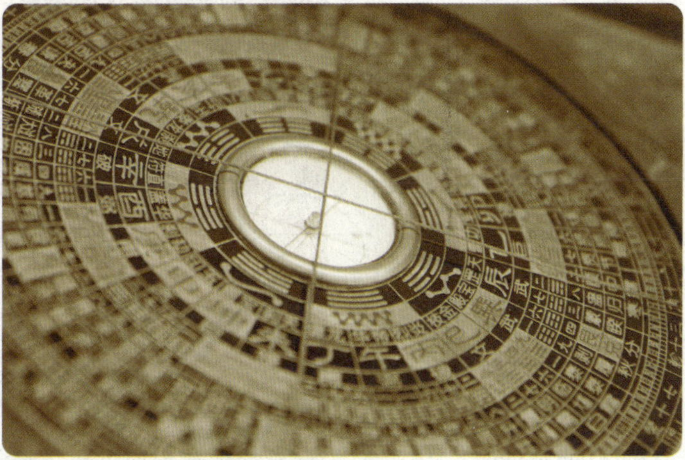

诗曰

甲胆乙肝丙小肠，丁心戊胃己脾乡。
庚是大肠辛是肺，壬属膀胱癸肾详。

地支十二属

十二经行十二时，子原是胆丑肝之，肺居寅位大肠卯，辰胃流传巳在脾，午字便随心脏定，未支须向小肠宜，申膀酉肾戌包络，唯有三焦亥上推。

阴阳经络所属

手之三阴：肺，太阴；心，少阴；心包，厥阴。

足之三阴：脾，太阴；肾，少阴；肝，厥阴。

手之三阳：小肠，太阳；三焦，少阳；大肠，阳明。

足之三阳：膀胱，太阳；胆，少阳，胃，阳明。

直年司天歌

子午少阴居，
心肾共相宜，
卯酉阳明胃，
大肠当共知，
寅申少阳胆，
三焦自有期，
巳亥厥阴肝，
心包脉细微，
辰戌行太阳，
膀胱及小肠，
丑未太阴土，
脾肺是其乡。

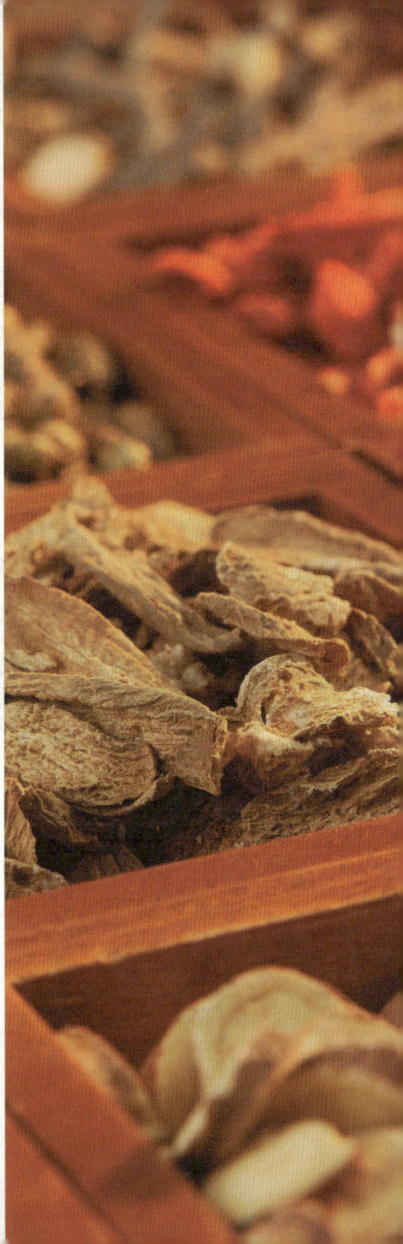

第六章

磐石金直刺秘传

中风半身不遂，左瘫右痪，先于无病手足针，宜补不宜泻；次针其有病足手，宜泻不宜补：合谷一，手三里二，曲池三，肩井四，环跳五，血海六，阳陵泉七，阴陵泉八，足三里，九绝骨十，昆仑十一。

风毒瘾疹，遍身瘙痒，抓破成疮：曲池（灸，针泻），绝骨（灸，针泻），委中（出血）。

天吊风，手足搜牵：曲池，足三里（并泻）。

肺风满面赤疮暴生者：少商，委中（泻）。其疮年深者，合谷（泻）。

中风后，头痛如破：百会（灸，次用三棱针四旁刺之血出），合谷（泻）。

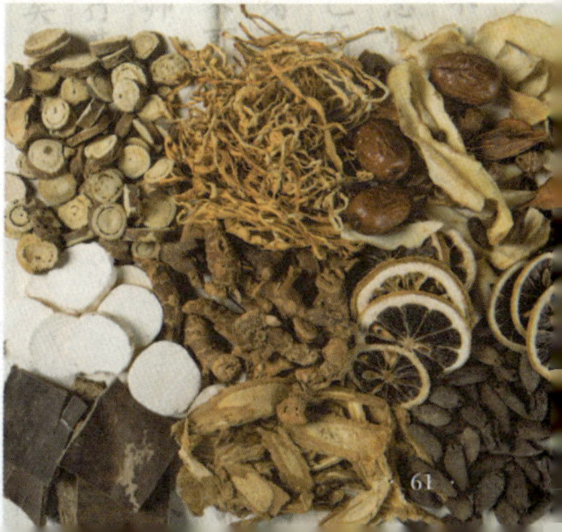

伤寒，有阴有阳，用意参详，不问阴阳，七日过经不汗：合谷（补），复溜（泻，汗出立愈，此穴解表发汗神妙）。

伤寒一二日。发热如火：曲池（泻），委中。

伤寒一二日，头、目、腰、背、面节疼痛，不可转侧，气喘，睡卧不安，虚汗不止，上体热，下体寒战：曲池（泻），复溜（补），委中（刺）；不愈：合谷（泻）。

伤寒，寒战不已：曲池（补），关元（灸，针补）。

伤寒，咳嗽，寒痰：少商，列缺（泻）。

伤寒，结胸，气攻胁肋。同治：支沟（泻）。

伤寒，小便不通：支沟（泻），水通阴谷（泻）。

头风偏痛不可忍，半边口燥热：合谷（泻），解溪（左疼取右，右疼取左）。

口风、头晕、面赤，不欲人言：攒竹（泻），三里

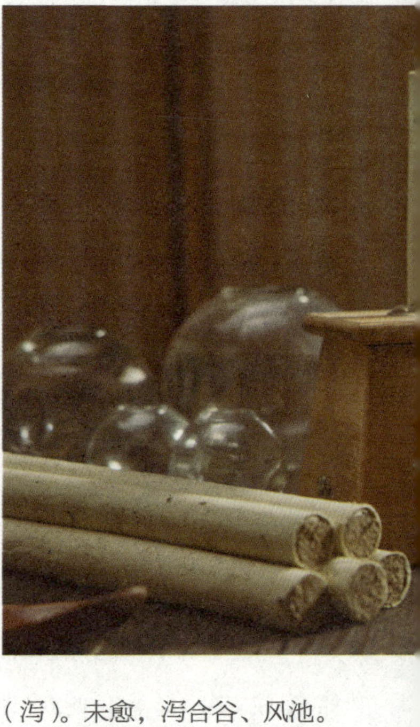

（泻）。未愈，泻合谷、风池。

头风如破，眉目间痛：阳白，解溪，合谷（并泻）。

眼目暴赤、肿痛，眼巢

红：太阳（出血），大小骨空（灸）。

青盲雀目。

视物不明：丘墟（灸，针

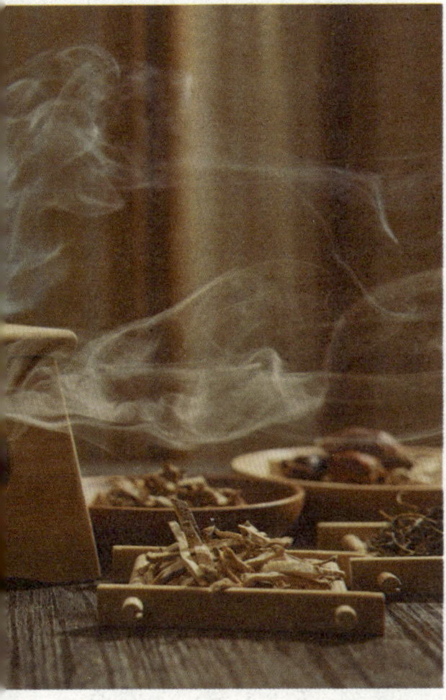

泻），足三里，委中（出血）。

耳聋，气闭，肾家虚败，邪气攻上：肾俞（灸），听会（泻）。

鼻中生疮：少商（出血）。

鼻酸多嚏，流清涕：囟会，风门（灸）。

上牙生疮：人中（泻）。

下牙生疮：承浆（泻）。

口舌生疮：委中（泻）。

双乳蛾：少商，委中。

缠喉风：少商（灸）。

喉闭：少泽，中冲，委中。

急喉闭，舌根强痛，言语不能：少商，三里，合谷（泻）。

挫枕项强，不能回顾：少商，承浆，后溪，委中。

寒气攻注心脾，疼发时，口吐清水，饮食不进：中脘（灸），大陵。

一切游走，气攻胸胁，疼痛，语言、咳嗽难，不可转侧：支沟（右疼泻左，左疼泻右），委中（出血）。

脾湿气伤，不思饮食：公孙（补）。

腰背杂证：人中，委中。

肾虚腰疼：肾俞（灸），委中。

气攻腰背脊疼：肩井，委中。

腰胯疼痛，转侧难：痛则补曲池、泻环跳；麻木则泻曲池、补环跳。

腰膂反折强，疼连两臂或风劳气：人中，肩井。风湿相搏，脊膂连腰强痛，痛则灸筋缩，麻木补肩井。

五种腰疼：尺泽。

乳疽：委中（泻）。

手臂膊痛、红肿：合谷。

小便不通：支沟（泻）。

手臂挛，不能握物：合谷（痛，泻之；麻，补之）。

腰股瘫痪痛：内痛，针血海；外疼，针风市。

脚步难行：曲池、承山；痛则针太冲。

脚背红肿疼：入风，委中。

尸厥：中极（补），关元（灸）。

水蛊，四肢浮肿：支沟（泻），水分，关元。

疝气：足三里、关元（灸），中极（灸），三阴交，大敦。

五种疟疾：间使（寒补，热泻），未愈者：百劳。

黄疸，四肢无力：中脘（灸），三里（泻）。

浑身发黄：至阳（灸），委中（出血）。

妇人经血不通：三阴交（泻）。

妇人血气痛：合谷（补），三阴交（泻）。

第七章

针灸歌

中风瘫痪经年月，曲鬓七处艾且热。
耳聋气闭听会中，百会脱肛并泻血。
承浆暴哑口㖞斜，耳下颊车并口脱。
偏正头疼及目眩，囟会神庭最亲切。
风劳气嗽久未痊，第一椎下灸两边。
肺疼喘满难偃仰，华盖中府能安然。

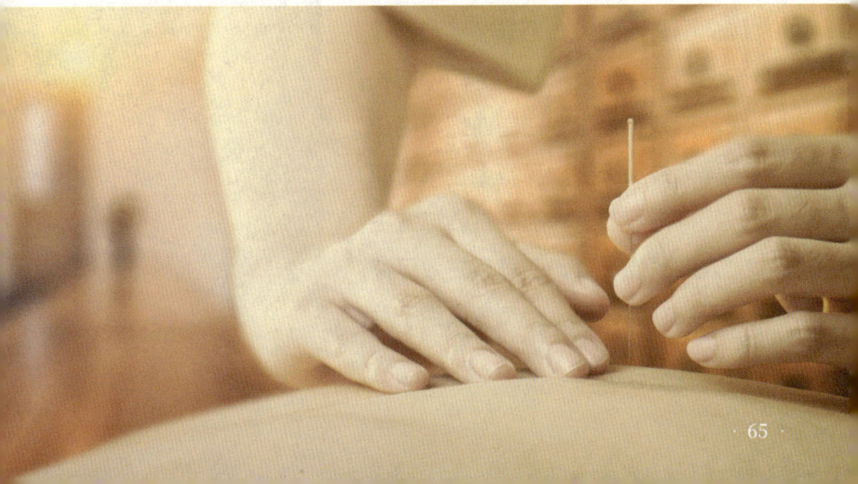

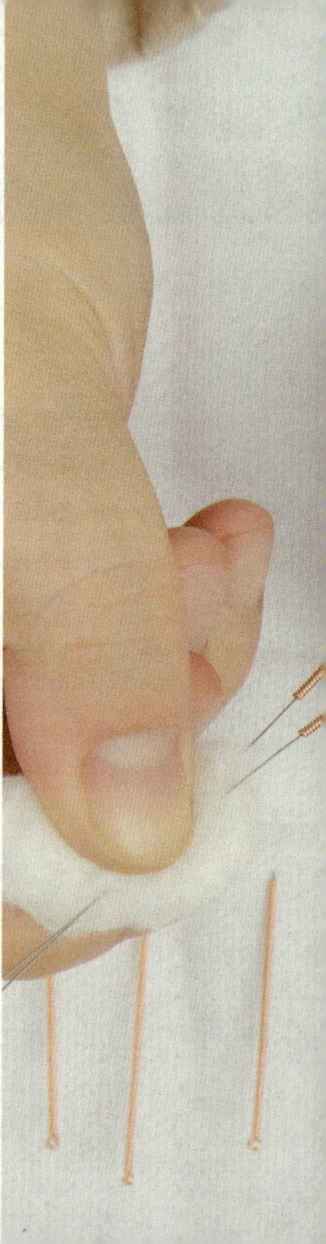

喉闭失音并吐血，细寻天突宜无偏。
瘰疬当求缺盆内，紫宫吐血真秘传。
霍乱吐泻精神脱，艾灸中脘人当活。
食积脐旁取章门，气癖食关中脘穴。
脐上一寸名水分，腹胀更宜施手诀。
关元气海脐心下，虚惫崩中真妙绝。
呕吐当先求膈俞，胁痛肝腧目翳除。
肩如反弓臂如折，曲池养老并肩髃。
泄泻注下取脐内，意舍消渴诚非虚。
气刺两乳中庭内，巨阙幽门更为最。
忽然下部发奔豚，穴号五枢宣灼艾。
肺俞魄户疗肺痿，疟灸脾俞寒热退。
膏肓二穴不易求，虚惫失精并上气。
五痔只好灸长强，肠风痔疾尤为良。
肠痛围脐四畔灸，相去寸半当酌量。
赤白带下小肠俞，咳逆期门中指长。
大敦二穴足大趾，血崩血衄宜细详。
项强天井及天柱，鼻塞上星真可取。
人门挺露号产痍，阴跷脐心二穴主。
妇人血气痛难禁，四满灸之效可许。
脐下二寸名石门，针灸令人绝子女。

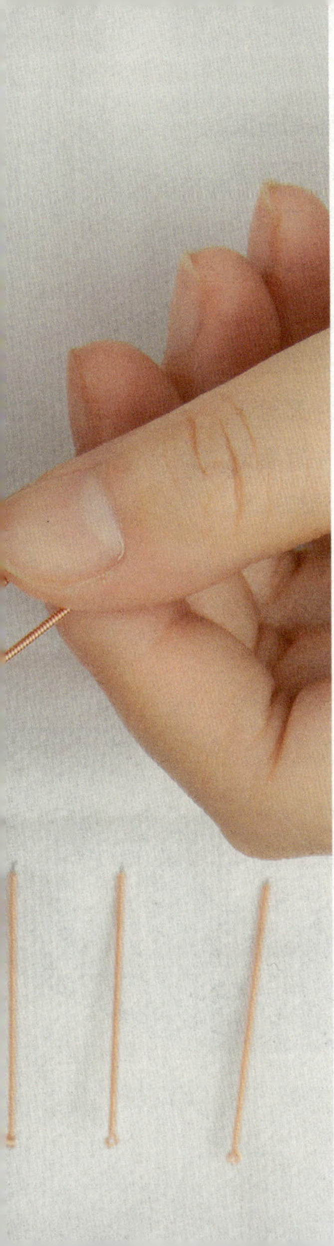

肩髃相对主瘘留，壮数灸之宜推求。

腹连殗殜骨蒸患，四花一灸可无忧。

环跳取时需侧卧，冷痹筋挛足不收。

转筋速灸承山上，太冲寒疝实时瘳。

脚气三里及风市，腰痛昆仑曲瞅里。

复溜偏治五淋病，涌泉无孕须怀子。

阴中湿痒阴跷间，便疝大敦足大趾。

癫邪之病及五痫，手足四处艾俱起。

风挂地痛足胻疼，京历付阳与仆参。

心如锥刺太溪上，睛痛宜去灸拳尖。

历节痛风两处灸，飞扬绝骨可安痊。

脾虚腹胀身浮肿，大都三里艾宜燃。

赤白痢下中膂取，背脊三焦最宜主。

臂痛手疼手三里，腕骨肘髎与中渚。

巨骨更取穴噫嘻，肩背痛兼灸天柱。

腰俞一穴最为奇，艾灸中间腰痛愈。

醉饱俱伤面目黄，但灸飞扬及库房。

额角偏头痛灌注，头风眼泪视䀮䀮。

伤寒热病身无汗，细详孔最患无妨。

寒气绕脐心痛急，天枢二穴夹脐旁。

女人经候不匀调，中极气海与中髎。

月闭乳痈临泣妙，瘕聚膀胱即莫抛。
乳汁少时膻中穴，夜间遗尿觅阴包。
足疼足弱步难履，委中更有三阴交。
心悸怔忡多健忘，顶心百会保安康。
两丸牵痛阴痿缩，四满中封要忖量。
四直脐心灸便沥，胞转葱吹溺出良。
忽然梦魇归泉速，拇指宅中最可详。
脑热脑寒并脑溜，囟会穴中宜着灸。
鼻中息肉气难通，灸取上星辨香臭。
天突结喉两旁间，能愈痰涎并咳嗽。
忽然间发身旋倒，九椎筋缩无差瘳。

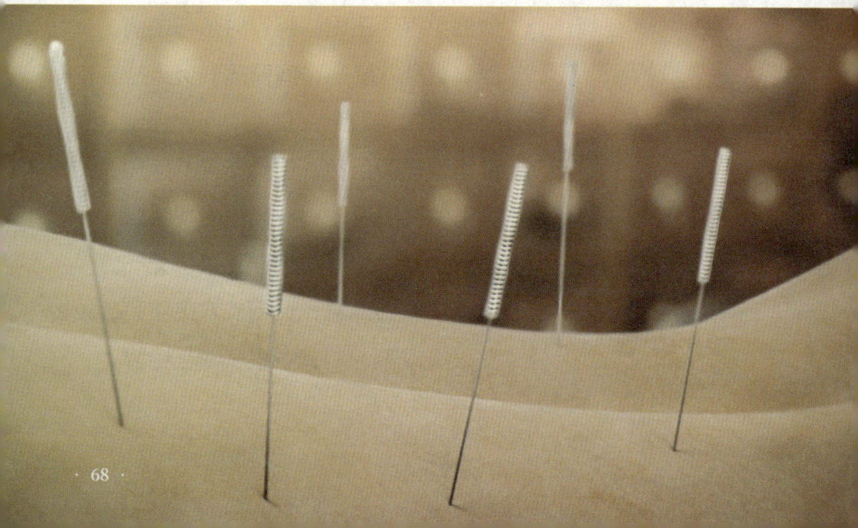

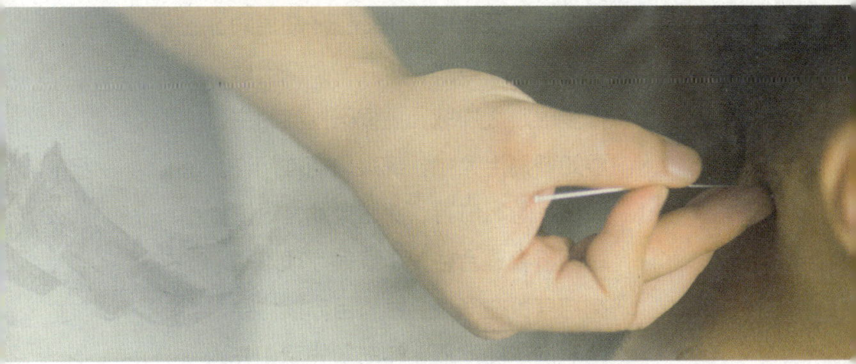

痈疽杂病能为先，蒜艾当头急用捻。
犬咬蛇伤灸痕迹，牙痛叉手及肩尖。
噎塞乳根一寸穴，四椎骨下正无偏。
大便失血阳虚脱，脐心对脊效天然。

又歌曰

心疼巨阙穴中求，肩井曲池躯背痛。
眼胸肝俞及命门，足躄悬钟环跳中。
阴跷阳维治胎停，照海能于喉闭用。
大钟一穴疗心痴，太冲腹痛须勤诵。
脾胃疼痛泻公孙，胸腹痛满内关分。
劳嗽应须泻魄户，筋挛骨痛销魂门。

眼痛睛明及鱼尾，阴郄盗汗却堪闻。
若也中风在环跳，小儿骨蒸偏历尊。
行步艰难太冲取，虚损天枢实为主。
要知脊痛治人中，痴呆只向神门许。
风伤项急风府寻，头眩风池吾语汝。
耳闭听会眼合谷，承浆偏疗项难举。
胸结身黄在涌泉，眼昏目赤攒竹穿。
两肘拘挛曲池取，转筋却先承山先。
宣导气冲与太白，开通水道阴陵边。
脚腕痛时昆仑取，股膝疼痛阴市便。
癫痫后溪疟间使，心痛劳宫实堪治。
胸满胁胀取期门，大敦七疝兼偏坠。
怯黄偏在腕骨中，五劳羸瘦求三里。
膝肿目疾行间求，肘痛筋挛尺泽试。
若也鼻塞取迎香，两股酸痛肩井良。
偏头风痛泻攒竹，咳唾寒痰列缺强。
迎风冷泪在临泣，委中肾俞治腰行。
三阴交中死胎下，心胸如病大陵将。
肩背患时手三里，两足冷痹肾俞拟。
胁下筋边取阳陵，脊心如痛针中渚。
头强项硬刺后溪，欲知秘诀谁堪侣?
此法传从窦太师，后人行知踏规矩。

第八章

灸法杂抄切要

食多而身瘦者，名食晦，宜灸脾俞。

食罢而贪睡卧者，名脾困，宜灸中脘。

脑虚冷衄，风入脑久远成疾，宣灸囟会。

饮食不消，心腹胀，面色萎黄，世谓之脾肾病，宜灸中脘。

久冷伤惫脏腑，泻痢不止，中风，不省人事等疾，宜灸神门。

脏气虚惫，真气不足，一切气疾，久痞老者，宜灸气海。

脏腑虚乏，下元冷惫等疾，宜灸丹田。

阳气虚惫，失精绝子，宜灸中极。

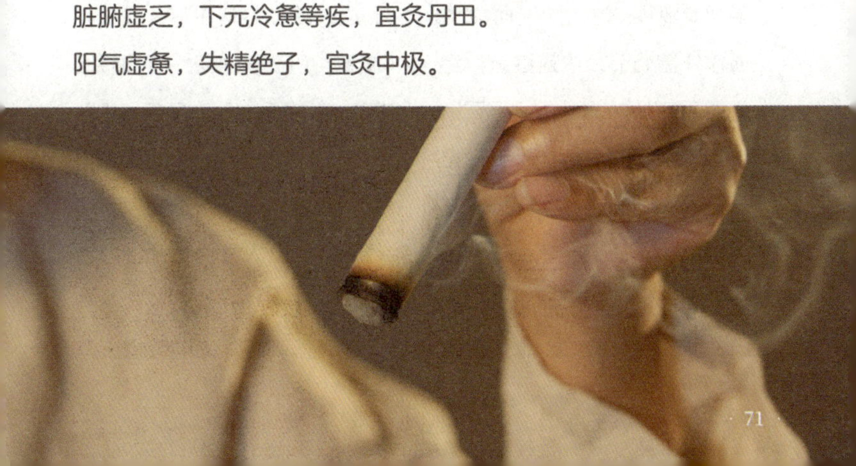

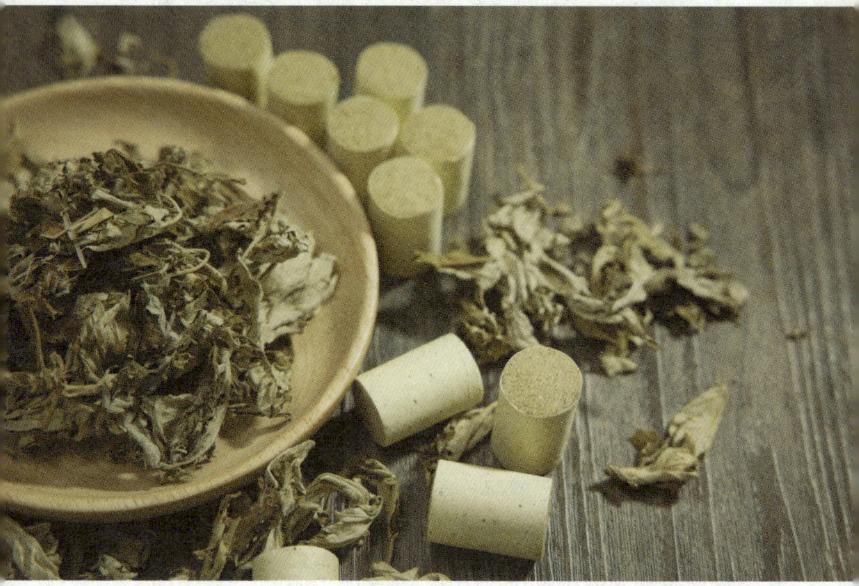

十二经脉皆有俞、原，手足阴阳之交会，气血之流通，外营筋节，内连脏腑。经云：手三阳之脉，从手至头；手三阴之脉，从胸至手；足三阳之脉，从头至足；足三阴之脉，从足至胸，日夜循环，阴阳会合。又曰：春夏刺浅，秋冬刺深。缘春、夏阳气在上，人气亦在上，所当浅刺之；秋、冬阳在下，人气亦在下，所当深取之。所谓井、荥、输、原、经、合者，凡孔穴流注，所出为井，所流为荥，所注为输，所过为原，所行为经，所入为合，此针之大法也。春刺井，夏刺荥，季夏刺输，秋刺经，冬刺合也。

第九章

飞腾八法起例

甲巳子午九，乙庚丑未八，丙辛寅申七，丁壬卯酉六，戊癸辰戌五，已亥属之四。

上并以日时、天干、地支配合，得数以九除之，取零数合卦定穴。

八卦例数

一坎、二坤、三震、四巽、五中（男寄坤，女寄艮），六乾、七兑、八艮、九离。以

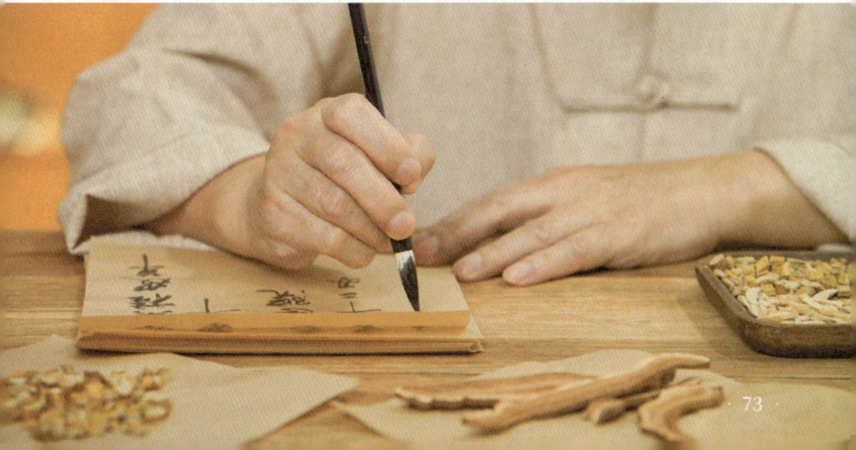

上干支九数除，零合卦。

乾属公孙艮内关，震宫居外巽溪间（外关、后溪），离居列缺坤申脉，照海临泣兑坎现（兑照海，坎临泣）。

上以九除，零数合卦定穴。

合穴：公孙、临泣、后溪、照海、内关、外关、申脉、列缺。

定八穴所在

公孙二穴，足太阴脾之经。在足大趾内侧本节后，一寸陷中。令病患坐，蜷两足底，相对取之。合内关穴。

内关二穴，手厥阴心色之经。在手掌后二寸。令病患稳坐，仰手取之。独会。

临泣二穴，足少阳胆之经。在足小趾次趾本节后一寸陷中。一云去侠溪一寸五分。令病人垂足取之。亦合于外关。

外关二穴，手少阳三焦经。在手腕后二寸，别起心主。令病患稳坐，覆手取之。独会。

后溪二穴，手太阳小肠之经。在手小指外侧本节后陷中。令病患稳坐，覆手取之。合申脉。

申脉二穴，足太阳膀胱经。在足外踝下，赤白肉际陷中。令病患垂脚，坐而取之。合于后溪穴。

照海二穴，足少阴肾之经。在足内踝下，赤白肉际陷中，令病患稳坐，足底相对取之。

列缺二穴，手太阴肺之经。在腕后一寸半，两手相叉，指头尽处，筋骨罅间取之。是合照海。